U0395636

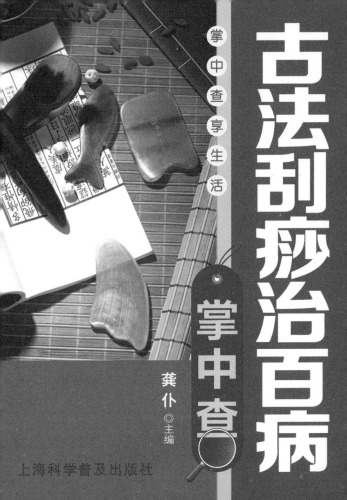

掌中查享生活

古法刮痧治百病

掌中查

龚仆 ◎ 主编

上海科学普及出版社

图书在版编目（CIP）数据

古法刮痧治百病掌中查 / 龚仆主编. —— 上海：上海科学普及出版社，2013.11

（掌中查享生活）

ISBN 978-7-5427-5909-2

Ⅰ.①古… Ⅱ.①龚… Ⅲ.①刮搓疗法 - 图解 Ⅳ.①R244.4-64

中国版本图书馆CIP数据核字（2013）第248561号

责任编辑 张 帆

古法刮痧治百病掌中查

龚 仆 主编

上海科学普及出版社出版发行

（上海中山北路832号 邮政编码200070）

http://www.pspsh.com

各地新华书店经销 北京缤索印刷有限公司

开本 880×1230 1/64 印张 4.375 字数 140千字

2013年11月第1版 2013年11月第1次印刷

ISBN 978-7-5427-5909-2 定价：24.80元

本书凡印刷、装订错误可随时向承印厂调换 010-62967135

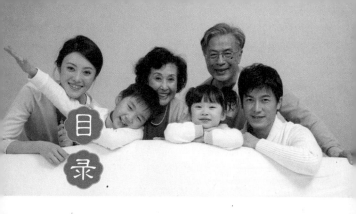

目录

慢性疲劳综合征 / 20

主要症状 主观上感觉疲乏无力、身体沉重、昏昏欲睡

特效穴位 血海、三阴交、足三里、太阳、天柱至风门、风池至肩井

健 忘 / 22

主要症状 记忆力差、遇事易忘

特效穴位 心俞、肾俞、志室、太溪、足三里

失 眠 / 24

主要症状 夜间不易入睡或睡而易醒、醒后不能再睡

特效穴位 百会、四神聪、神门、三阴交

头 痛 / 26

主要症状 持续性的头部两侧疼痛，有时会出现单侧疼痛，头部伴有沉重感

特效穴位 印堂、太阳、百会、太冲

眩 晕 / 28

主要症状 眼花、视物昏暗发黑、视物旋转

特效穴位 百会至四神聪、百会至风府、太冲

中 暑 / 30

主要症状 皮肤灼热、头晕乏力、恶心、呕吐、胸闷，严重者伴有头剧烈痛、昏厥、痉挛

特效穴位 大椎、委中、曲池、尺泽

痔 疮 / 32
主要症状 内痔以便血、痔核脱出为主要症状，伴有排便困难、肛门坠胀；外痔以疼痛、肿块为主要症状，肛门周围有大小不一的皮赘；混合痔兼有内外痔双重症状

特效穴位 手三里至下廉、商阳、血海、三阴交

自汗盗汗 / 34
主要症状 自汗是不因劳累活动、天热、穿衣过暖等因素而自然汗出；盗汗是入睡后出汗，醒后汗出即止

特效穴位 神门、肺俞至脾俞

便 秘 / 36
主要症状 大便秘结、排便间隔时间延长，或虽有便意，但排便不畅

特效穴位 支沟、天枢、足三里至上巨虚

第三章 刮痧改善常见病

❀ 呼吸系统常见病 / 40

扁桃体炎 / 40
主要症状 咽痛，并常伴有畏寒、发热、头痛等

特效穴位 合谷、翳风、足三里、照海、行间

咳嗽 / 42

主要症状 长时间持续咳嗽，伴有声嘶、咽痛、气短、喘息、胸痛、胸闷

特效穴位 天突至膻中、尺泽、肺俞

哮喘 / 44

主要症状 喘息、气促、胸闷、咳嗽，多在夜间或凌晨发生

特效穴位 肺俞、定喘、膻中、天突、尺泽

肺结核 / 46

主要症状 咳嗽、吐痰、痰中有血丝、咯血、胸背疼痛、呼吸困难

特效穴位 尺泽、大椎、肺俞、膻中、结核

慢性支气管炎 / 48

主要症状 持续三个月以上，甚至两年以上的咳嗽、咳痰或气喘

特效穴位 大杼至肾俞、膻中

急性上呼吸道感染 / 50

主要症状 早期有咽部不适，继之出现喷嚏、流涕、鼻塞、咳嗽。可伴有头痛、发热、乏力、肢体酸痛、鼻咽喉明显充血

特效穴位 太阳、大椎、风门、肺俞、列缺

肺炎 / 52

主要症状 发热、呼吸急促、持久干咳等，并可伴有一侧的胸痛，或者在深呼吸和咳嗽时胸痛、有痰，甚至痰中带有血丝

特效穴位 风门、肺俞、太渊

4

肺气肿 / 54

主要症状 气短、乏力、上腹胀满、食欲减退、体重下降

特效穴位 肺俞、膻中、大椎、足三里

⬤ 消化系统常见病 / 56

胃下垂 / 56

主要症状 腹胀、腹痛、恶心、呕吐、便秘，伴有头痛、失眠、抑郁、反应迟钝等神经精神症状

特效穴位 脾俞、胃俞、膻中、中脘

慢性胃炎 / 58

主要症状 进食后胃脘部不适或疼痛、食欲减退、恶心、呕吐、腹胀及嗳气等

特效穴位 膈俞经脾俞至胃俞、中脘、天枢、足三里

慢性结肠炎 / 60

主要症状 左下腹阵发性绞痛，且排便次数增加，伴有腹胀和排便不畅感

特效穴位 脾俞经肾俞至大肠俞、中脘、天枢、章门

慢性阑尾炎 / 62

主要症状 右下腹间断性隐痛或胀痛，时重时轻

特效穴位 大横、天枢、大肠俞、关元俞

慢性胆囊炎 / 64

主要症状 右上腹部隐痛、腹胀、嗳气、厌食、恶心、呕吐等

特效穴位 肝俞、胆俞、章门、日月、胆囊

呃 逆 / 66

主要症状 喉间呃呃连声、声短而频，且不能自制

特效穴位 内关、中脘、足三里、夹脊、膈俞

腹 胀 / 68

主要症状 腹部胀大或胀满不适，伴有呕吐、腹泻、嗳气等

特效穴位 中脘、脾俞、内关、太冲

腹 泻 / 70

主要症状 泻下不止，粪便稀薄，次数增加，甚至伴有未消化的食物或为水样便

特效穴位 脾俞、大肠俞、下脘、关元、足三里

肝 炎 / 72

主要症状 食欲减退，恶心厌油，疲乏无力，尿色、巩膜或皮肤黄染，出现肝区隐痛、肝区肿涨等

特效穴位 中都、足三里、脾俞、肝俞、三阴交、内关

肝硬化 / 74

主要症状 全身乏力、消瘦、面色晦暗、尿少、下肢浮肿、黄疸、肝掌、腹水、脾肿大等

特效穴位 阴陵泉、内关、行间

慢性胰腺炎 / 76

主要症状 腹痛、消瘦无力、营养不良、腹泻或脂肪痢，后期可出现腹部包块、黄疸糖尿病等

特效穴位 肝俞、脾俞、魂门、中脘、天枢、丰隆

细菌性痢疾 / 78

主要症状 发热、腹痛、腹泻、里急后重、黏液脓血便，严重者出现感染性休克及中毒性脑病

特效穴位 中脘至天枢、章门、膈俞、大肠俞

胃、十二指肠溃疡 / 80

主要症状 周期性上腹部疼痛、反酸、嗳气

特效穴位 期门、章门、内关、中脘

胃肠痉挛 / 82

主要症状 胃壁血管痉挛性收缩、上腹疼痛、呕吐等

特效穴位 脾俞至胃俞、关元、中脘、梁丘、足三里

溃疡性结肠炎 / 84

主要症状 腹泻，混有黏液及脓血，每日几次到十几次不等，常伴有里急后重，下腹部阵发性疼痛

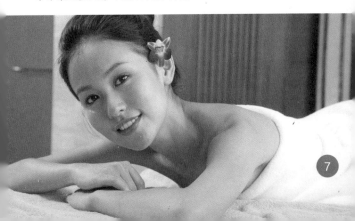

特效穴位 中脘、天枢、脾俞至大肠俞、肾俞

胆结石 / 86

主要症状 上腹部绞痛，并伴有寒战、高热、黄疸、恶心呕吐、厌油腻

特效穴位 肝俞至胆俞、期门至日月、阳陵泉

⊛ 循环系统常见病 / 88

冠心病 / 88

主要症状 胸腔中央发生一种压榨性的疼痛，并可迁延至颈、颌、手臂

特效穴位 心俞、膈俞、膻中、乳根、内关

心律失常 / 90

主要症状 心悸、胸闷、头晕、低血压、出汗，严重者可能诱发心力衰竭或急性心肌梗死

特效穴位 心俞至膈俞、膻中、内关、神门

低血压 / 92

主要症状 头晕、头痛、食欲不振、耳鸣、脸色苍白、消化不良、易疲劳、足凉、站起时眼前发黑

特效穴位 百会、水沟、膻中至关元、膈俞至肾俞

高血压 / 94

主要症状 容易疲劳、头晕、头痛、恶心、呕吐、心悸、气短、失眠、肢体麻木、记忆力减退等

特效穴位 印堂、太阳、太冲、肾俞

风湿性心脏病 / 96

主要症状 心慌气短、乏力，甚至咳粉红色泡沫痰

特效穴位 肺俞至心俞、膻中、神门、通里

病毒性心肌炎 / 98

主要症状 工作倦怠、乏力、发烧、流鼻涕、恶心、呕吐、肌肉酸痛、心悸

特效穴位 心俞、膻中、内关、外关、三阴交

⊛ 神经系统常见病 / 100

肋间神经痛 / 100

主要症状 肋间或腹部呈带状疼痛

特效穴位 肝俞至胆俞、膻中、尺泽

三叉神经痛 / 102

主要症状 面部三叉神经分布区内阵发性神经痛反复发作

特效穴位 眼眶、鼻部区域痛：阳白、攒竹、颊车、列缺；上颌区域痛：四白、巨髎、合谷；下颌区域痛：下关、颊车、大迎、合谷

面 瘫 / 104

主要症状 口眼歪斜

特效穴位 攒竹、丝竹空、率谷、瞳子髎、颧髎、外关

癫 痫 / 106

主要症状 神志昏迷、肢体抽搐、口吐白沫，甚至口中如羊叫

特效穴位 筋缩、鸠尾、长强、阳陵泉至丰隆、行间

癔 症 / 108

主要症状 兴奋性反应如狂奔、乱叫、情感暴发；抑制性反应如昏睡、木僵、瘫痪、聋、哑、盲；退化反应如幼稚行为、童样痴呆

特效穴位 水沟、中脘、大椎、天突、三阴交至太冲

神经衰弱 / 110

主要症状 头胀、头昏、头痛、注意力不集中、记忆力减退、失眠多梦

特效穴位 内关、神门、膻中、心俞、肾俞

脑卒中后遗症 / 112

主要症状 猝然昏倒、不省人事以及醒后则常伴有口角歪斜、语言不利等症状

特效穴位 太阳、水沟、印堂、肝俞、肾俞、承山

● 泌尿系统常见病 / 114

尿潴留 / 114

主要症状 膀胱胀满而无法排尿，伴有因明显尿意而引起的疼痛和焦虑；尿频、尿不尽感

特效穴位 中极至关元、命门、膀胱俞、阴陵泉

尿路感染 / 116

主要症状 尿频、尿急、尿痛

特效穴位 中极至关元、肾俞、三焦俞、膀胱俞

肾盂肾炎 / 118

主要症状 恶心、乏力、低热、多尿、血尿、泌尿系感染、腰酸

特效穴位 肾俞、膀胱俞、三阴交、太溪

慢性肾小球肾炎 / 120
主要症状 水肿、高血压、尿异常改变
特效穴位 足三里、公孙、肾俞、脾俞、中脘、关元、梁门

泌尿系统结石 / 122
主要症状 以肾与输尿管结石为常见，临床表现因结石所在部位不同而有异，但常有绞痛、血尿的症状
特效穴位 肾俞至膀胱俞、中极至关元

🌐 内分泌代谢性疾病 / 124

肥胖症 / 124
主要症状 将体重（千克）除以身高（米）的平方，数值 ≥ 25 即为肥胖
特效穴位 足三里、脾俞、肾俞、孔最至列缺

糖尿病 / 126
主要症状 身体疲乏无力、口渴多饮、容易饥饿、小便次数增多、尿量增加、身体快速消瘦等
特效穴位 中脘至关元、足三里至丰隆

痛 风 / 128
主要症状 常在夜间发作的急性单关节或多关节疼痛、肿胀，身体局部发热、发红，心悸，寒战等
特效穴位 肝俞至肾俞、外关、手三里至合谷

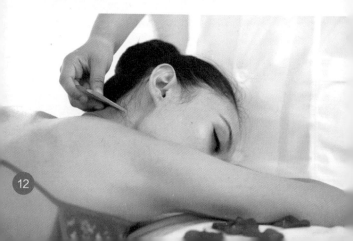

网球肘 / 136

主要症状 肘关节外侧疼痛，在用力握或者前臂作旋前、伸肘动作时可加重，局部可有多处压痛

特效穴位 阿是穴、大椎

坐骨神经痛 / 138

主要症状 臀部、下肢后侧及外侧、足背外侧出现放射性疼痛

特效穴位 阿是穴、肾俞、气海俞、腰3～5夹脊

腰肌劳损 / 140

主要症状 腰部酸痛或冷痛，劳累后加重、休息时减轻

特效穴位 肾俞、外关、合谷、足三里至昆仑

腰椎间盘突出症 / 142

主要症状 下肢放射痛、腰背酸痛、神经痛、感觉障碍、步态不稳、间歇性跛行

特效穴位 命门、肾俞、大肠俞，患侧环跳、风市、阳陵泉

踝关节扭伤 / 144

主要症状 踝关节疼痛、肿胀，踝部及足背水肿，走路跛行，皮下瘀血

特效穴位 阳陵泉经悬钟至丘墟，曲泉经三阴交、中封至太冲，太溪

风湿性关节炎 / 146

主要症状 关节部位肿胀、疼痛，关节活动障碍，晨起感觉手指僵硬，手脚麻痹不能屈伸

特效穴位 阿是穴、大椎至命门、大杼至肾俞

颈椎病 / 148

主要症状 颈肩臂疼痛、僵硬，疼痛可放射至前臂、手指，指尖有麻木感

特效穴位 中渚、大椎至风门

腱鞘囊肿 / 150

主要症状 腕背部、腕关节的掌侧面、手指背面和掌面、足背部、膝关节后侧等部位出现囊肿

特效穴位 肩髎、曲池、手三里、阳溪至合谷

膝关节痛 / 152

主要症状 反复发作、久治不愈的腿部酸麻疼痛，膝关节内侧肿胀青紫、局部剧痛

特效穴位 患侧犊鼻、鹤顶、梁丘、足三里、患侧阴陵泉

肱骨内上髁炎 / 154

主要症状 肘关节不能屈曲、肘痛、屈腕无力

特效穴位 阿是穴、臂臑、肩髎、秉风、曲池、养老

强直性脊柱炎 / 156

主要症状 臀髋部或腰背部疼痛或发僵，尤以卧久（夜间）或坐久时明显，晨起或久坐起立时腰部发僵明显，但活动后减轻

特效穴位 委中、阳陵泉、大杼、肝俞、脾俞、肾俞、小肠俞

肩周炎 / 158

主要症状 初起为阵发性肩部隐痛或刺痛，疼痛可放射到颈部或上臂，逐渐发展到持续性疼痛并伴有肩关节疼痛、活动功能障碍

特效穴位 阿是穴、曲池、外关

14

雀 斑 / 159

主要症状 一种浅褐色小斑点，针尖至米粒大小，常出现于前额、鼻梁和脸颊等处

特效穴位 悬钟、风池、上廉至下廉

皮肤瘙痒 / 160

主要症状 阵发性剧烈瘙痒，可见于全身或局限于肛门、阴囊或女阴部，常在夜间加重

特效穴位 膈俞、三阴交、曲池至手三里、治痒

黄褐斑 / 162

主要症状 为边界不清楚的褐色或黑色的斑片，多为对称性。主要发生在面部，以颧部、颊部、鼻、前额、额部为主

特效穴位 中注至气海、三阴交至血海

湿 疹 / 164

主要症状 皮肤出现红色丘疹，自觉瘙痒剧烈且反复发作

特效穴位 阴包、阴廉、足五里

荨麻疹 / 166

主要症状 皮肤黏膜血管发生炎性充血，会有大量液体渗出，出现局部水肿性的损害，且伴有剧痒

特效穴位 三阴交、血海、风市、足三里

带状疱疹 / 168

主要症状 簇集型水泡，沿一侧周围神经呈群集带状分布，并

15

伴有明显的神经痛

特效穴位 曲泉至太冲、外关、侠溪、血海

银屑病 / 170

主要症状 头皮、四肢及背部出现大小不等的丘疹、红斑，表面覆盖有银白色鳞屑，边界清楚

特效穴位 大杼至神堂、膏肓、曲池、三阴交、血海、膈俞、风池至肩井、大椎

过敏性紫癜 / 172

主要症状 下肢皮疹、皮下水肿、关节疼痛、阴囊水肿、腹痛、呕吐、便血

特效穴位 合谷、血海至三阴交

白癜风 / 174

主要症状 局部或广泛性色素脱失形成白斑

特效穴位 肺俞、大肠俞、肾俞、膀胱俞、侠白、复溜、上廉、下廉、合阳

丹毒 / 176

主要症状 病变局部突然出现界限清楚的片状红斑，颜色鲜红，并稍隆起，压之褪色，常伴高热畏寒及头痛等，多发于下肢和面部

特效穴位 大椎至身柱、曲池、合谷、患侧委中、行间

❀ 五官常见病 / 178

近视 / 178

主要症状 看远处物体模糊不清，看近处清楚

特效穴位 瞳子髎、攒竹、睛明、承泣、风池、光明

耳鸣耳聋 / 180
主要症状 耳鸣是指自觉耳内鸣响；耳聋是指听觉减退，甚至消失
特效穴位 外关、翳风、风池、听会、听宫、耳门

麦粒肿 / 182
主要症状 眼睑局部红肿、疼痛、硬结
特效穴位 风池、少泽、合谷、天井、曲池

慢性鼻炎 / 184
主要症状 鼻塞、流鼻涕，常伴有声音重浊、张口呼吸、嗅觉欠佳等
特效穴位 迎香、印堂、上星、肺俞至脾俞、尺泽、合谷

过敏性鼻炎 / 186
主要症状 因吸入外界过敏性物质，引起鼻痒、打喷嚏、流清涕等
特效穴位 耳和髎至迎香、印堂、上迎香、风府至大椎

慢性咽炎 / 188
主要症状 咽部有异物感、咽痒、咽部分泌物增加、有痰、时常咳嗽
特效穴位 心俞至肾俞、气海至关元、太冲、神门

结膜炎 / 190
主要症状 急性结膜炎发病比较急，疼痛、畏光、流泪等症状明显，并有分泌物，而慢性结膜炎常表现为眼目的干涩，眼睑的沉重，常无明显分泌物
特效穴位 攒竹、睛明、四白、太阳、丝竹空、外关、合谷

视神经萎缩 / 192

主要症状 患眼外观未见异常，但视力会明显减退，甚至失明

特效穴位 翳明、攒竹、丝竹空、光明、太阳、承泣

青光眼 / 194

主要症状 初起眼睛剧烈疼痛或视力急剧下降，瞳孔散大、眼睑水肿，视野逐渐缩小等，严重时可导致失明

特效穴位 睛明、攒竹、鱼腰、阳白、丝竹空

白内障 / 196

主要症状 视力进行性减退，有时在光亮的背景下可以看到固定的黑点

特效穴位 承泣、膈俞、风门经身柱至肝俞

◉ 女性常见病 / 198

月经不调 / 198

主要症状 月经的周期、经期或经量出现异常，如经期延长、月经提前或推后、月经先后无定期，还有月经过多、过少等

特效穴位 行间、地机、血海、三阴交、肝俞

痛 经 / 200

主要症状 女性在经期或经期前后出现小腹或腰部的疼痛，甚至痛及腰骶

特效穴位 足三里、气海、天枢

不孕症 / 202

主要症状 夫妻同居两年以上，有正常的性生活、未避孕、配

偶生殖功能正常而未受孕

特效穴位 曲骨、子宫、中极

更年期综合征 / 204

主要症状 月经不规律、烦躁易怒、潮热汗出、头晕耳鸣、健忘多疑、性欲减退、乏力、注意力不集中等

特效穴位 后溪、肾俞、三阴交、神门、足三里、大椎

乳腺小叶增生 / 206

主要症状 月经前乳房疼痛明显，多为乳房外上侧及中上部疼痛明显，月经后疼痛减退或消失，乳房内能够触及大小不等的包块或条索状增生物

特效穴位 膻中、合谷

闭 经 / 208

主要症状 从未有过月经或月经周期已建立后又停止

特效穴位 三阴交、气海至关元

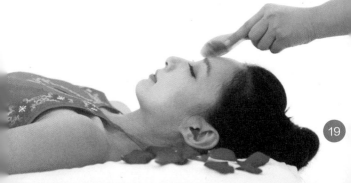

崩漏 / 210

主要症状 女性非周期性子宫出血，表现为来势凶猛、出血量大，或为来势缓慢，经量较少且淋漓不断

特效穴位 公孙、列缺、中极、太冲

外阴瘙痒 / 212

主要症状 瘙痒多位于阴蒂、小阴唇，也可波及大阴唇、会阴甚至肛周。常为阵发性、持续性发作，并于夜间加重

特效穴位 太冲、阴廉、三阴交

带下病 / 214

主要症状 以带下量多或其色、质、味发生异常变化为主要表现，常以白带、黄带、赤白带多见

特效穴位 带脉、三阴交

慢性盆腔炎 / 216

主要症状 月经不调、白带增多、腰腹疼痛等。其病程时间较长，有时可伴有低热

特效穴位 阿是穴、水道至归来、关元、肾俞、上髎至次髎

子宫脱垂 / 218

主要症状 子宫从正常位置沿阴道下降，或伴有小腹、会阴部的下坠感，腰腿酸软，小便次数增多等症状

特效穴位 百会、关元至气海、三阴交

产后缺乳 / 220

主要症状 产妇在产后两周仍无乳汁分泌或分泌乳汁量过少

特效穴位 膻中、乳根、脾俞、少泽、足三里

产后身痛 / 222

主要症状 产妇出现肢体关节酸楚、疼痛、麻木

特效穴位 三阴交、足三里、内关、肩髎、环跳、风门

产后腹痛 / 224

主要症状 产妇产后下腹部疼痛，多伴有恶露不净

特效穴位 天枢、肾俞、腰阳关

产后血晕 / 226

主要症状 产妇分娩后突然出现头晕目眩、不能起坐、心胸满闷、恶心呕吐的症状，甚至面色苍白，肢冷汗出，不省人事

特效穴位 足三里至昆仑、水沟、百会、手三里至中冲

产后尿失禁 / 228

主要症状 产妇产后膀胱约束能力下降，而致小便自遗

特效穴位 足三里、三阴交、太溪、肺俞至肾俞、膀胱俞

产后发热 / 230

主要症状 产妇分娩后持续发热或突发高热

特效穴位 鱼际、合谷、风池、风门、脾俞至胃俞

⊛ 男性常见病 / 232

阳痿 / 232

主要症状 阴茎虽能勃起，但不能维持足够的时间和硬度，无法完成正常性生活

特效穴位 心俞至肾俞、关元、三阴交

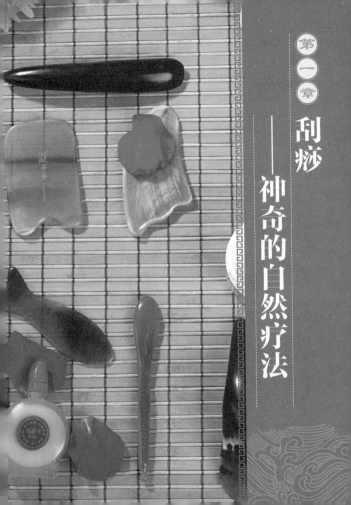

第一章

刮痧

——神奇的自然疗法

刮痧常用工具：刮痧板

传统刮痧所使用的工具有瓷勺、硬币、金属板等。目前应用

常用刮痧工具。

最为广泛的是刮痧板和集多种功能为一体的刮痧梳子。

从刮痧板的材质来说，祖国传统医学认为纯水牛角最好，玉、石次之，瓷片也可以，塑料不宜。以天然水牛角为材质的刮痧板最常用，因为水牛角本身就是一种中药材，具有清热解毒、凉血、定惊的作用。因此，被视为理想的刮痧板材料。

刮痧板的形态结构包括厚缘（弧形）、薄缘（直形）和棱角。保健多用厚缘，治疗疾病多用薄缘，关节附近的穴位和需要点按的穴位则多用棱角。还有两曲线状凹口刮痧板，其曲线状凹口部分适宜对手指、脚趾、脊椎等呈凸曲面部位进行刮拭。

◎ 常用的刮痧介质

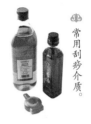

常用刮痧介质。

　　为了减少刮痧时的阻力，减轻刮痧板对皮肤的损伤，增强刮痧的治疗效果，操作前通常会先给刮痧部位涂上一层刮痧介质。常用的刮痧介质有以下两种：

◎刮痧活血剂。又叫活血润滑剂，多由血竭、白芷、红花、麝香等提炼浓缩而成，有扩张毛细血管、促进血液循环的作用。

◎刮痧油。是指专门配制的用于刮痧的油剂，一般由芳香药物的挥发油和植物油提炼浓缩而成，有祛风除湿、清热解毒、活血化瘀、消炎镇痛等作用。刮痧时在施术部位涂以刮痧油不但可以减轻疼痛，还可以润滑、保护皮肤，预防感染，使刮痧安全有效，也可以使效果更显著。

◎ 刮痧所需的其他材料

◎纸巾。刮痧结束后，需要用清洁的纸巾擦去未被皮肤吸收的刮痧油剂，以免弄脏衣服。

◎毛毯。刮痧大多是局部性操作，可准备一条毛毯，盖在不施刮痧术的部位，以防着凉。

刮痧时的选穴原则

近部取穴法

即在病变局部或者邻近部位所选取的穴位，对其局部的病症有驱除邪气，疏通气血、消瘀止痛等作用。

远部取穴法

即选取远离身体病变部位的穴位进行配伍。如咽喉肿痛取鱼际、合谷等穴，胃痛取足三里、内关等穴，颈椎痛取中渚等穴。

随症取穴法

利用腧穴的特殊性质，针对一些疾病采用的一种选穴原则。

背部取穴法

即取脊背部督脉和足太阳膀胱经上的腧穴。督脉为阳脉之海，而人背部的足太阳膀胱经上有五脏六腑的腧穴。这些穴位能反映出脏腑、经络的相应病变，因此对它们施以适当的刺激，会有良好的调理相关脏腑的作用。

刮痧时的配穴原则

本经配穴法

指选取发生病变的脏腑经脉的腧穴进行配伍。如咳嗽取手太阴肺经的中府、尺泽等穴。

表里经配穴法

即指取表里两经的穴位进行配伍。如胃痛可以取足阳明胃经的足三里，也可以结合取足太阴脾经的地机、阴陵泉等穴。

上下配穴法

即选取人体上部和下部穴位相结合的方法。如高血压既可取用上部的肾俞穴，又可取用下部的太溪、涌泉等穴。

前后配穴法

即选取胸腹部的穴位和腰背部的穴位配合应用。如哮喘，前取中府、膻中等穴，后取肺俞、膏肓等穴。

左右配穴法

指根据经脉循行左右交叉的原理，在配穴时实施左病取右或右病取左的取穴方法。如一侧的腰痛，可以取对侧的腰眼、肾俞、膈俞等。

@ 面刮法

手持刮痧板，用刮痧板的1/2边缘接触皮肤，以45°倾斜，自上而下或从内到外均匀地向同一方向直线刮拭。此法应用最为广泛，适合于较平坦部位的经络和穴位。

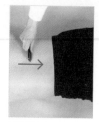

❶面刮法。

@ 角刮法

用刮痧板的棱角倾斜45°，在穴位上进行自上而下的刮拭。这种刮法多用于肩部的肩贞以及胸部的中府、云门等穴。

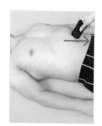

❷角刮法。

@ 厉刮法

刮痧板的棱角与穴位呈90°，并始终不离开皮肤，施以一定的压力于穴位上，做短距离（约3厘米长）的前后或者左右摩擦。

⊚ 点按法

用刮痧板棱角于穴位上垂直向下按压，力度由轻到重，逐渐增加，片刻后猛然抬起，使肌肉复原。这种手法可以重复做几次，适合于无骨骼的软组织和骨骼凹陷部位，比如水沟、膝眼等。另外，在使用其他刮法前也可使用点按法，等到皮肤有热感后再继续其他操作。

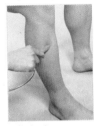

❸点按法。

⊚ 摩擦法

将刮痧板的边、角或面与皮肤直接紧贴或隔衣、隔布进行有规律地旋转移动或直线往返移动，至皮肤产生热感，并向深部渗透。其左右移动的力度大于垂直向下压按的力度。

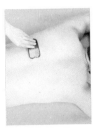

❹摩擦法。

操作时，动作轻柔，移动均匀，可快可慢，一个部位操作完成后再进行下一个部位。多用于麻木、发凉或隐痛部位，或肩胛内侧、腰部、背部和腹部。

直线刮法

操作者一般用右手拿住刮痧板，拇指放在刮痧板的一侧，其余四指放在另一侧，与体表成45°，让刮痧板薄的一面1/3或1/2与皮肤接触，利用腕力下压并沿同一方向直线刮拭，要有一定长度。这种手法适用于身体较平坦的部位。

挤痧法

对因痧引起的疾患，用双手或单手大拇指与食指互相挤压皮肤，连续挤出一块块或一小排紫红痧斑为止，叫做挤痧疗法。

拍痧法

拍痧法是指用虚掌或用刮痧板蘸取药水或酒、醋等介质后，在脚、手及酸痛的关节部位进行拍打，以皮肤发红为度。

◎补法。刮拭按压力度小、速度慢、刺激时间较长、有助于激发人体的正气以及向心脏方向刮拭等的手法为补法。适用于年老体弱或形体瘦弱的虚证患者。

◎泻法。刮拭按压力度大、速度快、刺激时间较长、有助于疏泄病邪以及背离心脏方向刮拭等的手法为泻法。适用于年轻体壮或形体壮实的实证患者。

◎平补平泻法。平补平泻法介于补法和泻法之间，亦称平刮法。有三种刮拭方式：刮拭按压力度大，速度慢；刮拭按压力度小，速度快；刮拭按压力度中等，速度适中。

三种补泻手法对比

		力度	频率
补法		小	慢
泻法		大	快
平补平泻法	方式一	大	慢
	方式二	小	快
	方式三	中等	适中

◎ 第一步：明确病症

在进行刮痧前，首先要全面搜集病史资料，认真分析，明确临床诊断，以确定是否属于刮痧的适应证，并考虑有无禁忌情况。

◎ 第二步：因人因病确定刮痧法

根据患者的病症和病情，确定需要刮拭的经络或者腧穴，而且还应根据患者的性别、年龄、胖瘦、体质的强弱、病情的轻重、病变部位及所取经络腧穴的特性，适当地选用刮痧方法。

◎ 第三步：确定刮痧时的体位

一般而言，刮痧体位以刮痧时施术者操作简便、准确，患者舒适为原则，并且尽量采用一种体位完成全部治疗过程的方案。对于体质较弱或者精神过度紧张的患者，应采用卧位施术。

刮痧疗法的常用体位有以下几种：

◎俯卧位：适用于头部、颈部、背部、

腰部及臀部、下肢的刮痧。

◎侧卧位：适用于身体侧面或者上下肢的刮痧。

◎仰卧位：适用于头面、胸腹部以及四肢的刮痧。

◎俯伏坐位：适于后头部、颈部、背部、上肢部的刮痧。

◎侧伏坐位：适用于头部一侧、面颊、耳前后、颈项侧部、一侧肩及上肢、胁肋部的刮痧。

◎仰靠坐位：适于前头、颜面、颈部、胸部、腹部、上肢或者下肢内侧、前侧部的刮痧。

◎站立及前俯站立位：适于背部、腰部、下肢后侧部的刮痧。

第四步：选择合适的刮痧板

刮痧前先根据刮痧部位及病症选择一个合适的刮痧板（具体方法前文已介绍），然后检

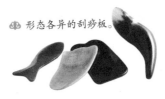

形态各异的刮痧板。

查一下刮痧板是否清洁，边缘是否有裂口。刮痧板可以用消毒液或肥皂水清洗，然后用毛巾擦干。

第五步：涂刮痧介质

暴露出需要刮拭的部位，将刮痧油的瓶口朝下，使刮痧油从小孔中自行缓慢滴在刮拭部位，用刮痧板自下而

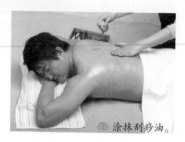

涂抹刮痧油。

上涂匀即可。刮痧油不宜涂抹过多，否则会使皮肤过滑，而不利于刮拭。面部、头部一般都不能涂刮痧油。也可以使用刮痧活血剂，以促进血液循环，增强疗效。

第六步：实施刮痧术

施术者用右手拿着刮痧板，蘸取刮痧油以后，使用腕力轻轻向下顺刮或从内向外反复刮动，刮的时候沿着同一方向操作，用力要适度，力度要均匀，一般刮10～20次，以受术者能耐受为度。刮痧时应不断询问患者的感受，问患者是否能承受刮痧的力度、刮拭部位是否疼痛等。

用泻法或平补平泻手法刮痧的时候，每个

部位刮拭时间一般在5分钟以内，补法则每个部位刮拭时间为5～10分钟。对一些出痧较少甚至不出痧的患者，不可强求出痧。同时，还应结合患者的具体情况灵活掌握刮痧的时间。两次刮痧时间一般间隔3～6天，以皮肤上痧痕完全消失为准。一般3～5次为1个疗程。

◎ 第七步：做好善后工作

◎**促进刮痧活血剂的吸收**：用手掌在刮拭部位进行按摩，使刮痧活血剂能够被充分吸收，以增加疗效。

◎**清洁刮痧部位**：用纸巾、消毒棉球或者干净的毛巾将刮拭部位的刮痧油擦干。

◎**观察刮痧部位的颜色及形态变化**：刮痧治疗后，由于病情不同，治疗局部可以出现不同颜色、不同形态的痧。皮肤下面深层部位的痧多为大小不一的包块状或者结节状。刮痧治疗半小时以后，皮肤表面的痧痕会逐渐融合，深部包块样痧慢慢消失。

◎**注意保暖别受凉**：刮痧出痧后的半小时内，不能洗凉水澡。

刮痧的适应证

◎**内科病症。**感冒发热、头痛、咳嗽、呕吐、中暑、急慢性支气管炎、肺部感染、哮喘、心脑血管疾病、脑卒中后遗症、泌尿系统感染、急慢性胃炎、肠炎、便秘、腹泻、高血压、糖尿病、胆囊炎以及各种神经痛、脏腑痉挛性疼痛等。

◎**外科病症。**急性扭伤，软组织疼痛，骨关节疾病，坐骨神经痛，肩周炎，落枕，慢性腰痛，颈椎、腰椎、膝关节骨质增生等。

◎**儿科病症。**小儿生长发育迟缓、小儿感冒、小儿腹泻、小儿遗尿等。

◎**五官科病症。**牙痛、鼻炎、鼻窦炎、咽喉肿痛、视力减退、弱视、青少年假性近视、急性结膜炎等。

◎**妇科病症。**痛经、闭经、月经不调、乳腺小叶增生等。

◎**日常保健。**疾病预防、病后恢复、强身健体、减肥、养颜美容、消斑除痘、延缓衰老等。

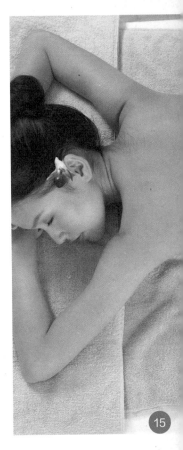

◎ 刮痧的禁忌证

◎**内科病症**。有严重心脑血管疾病、肝肾功能不全、全身水肿者禁止刮痧。这是因为刮痧会使人皮下充血，促进血液循环，导致心、肺、肝、肾的负担增加，可能导致患者病情加重。另外，有出血倾向者也不要刮痧。

◎**外科病症**。体表的疖肿、破溃、疮痈、斑疹和不明原因包块等患处禁止刮痧，否则可能导致创口的感染和扩散。急性扭伤、创伤的疼痛部位或骨折部位也应禁

刮痧有调和气血、平衡阴阳的作用，但进行刮痧前要明确刮痧的适应证和禁忌证，以免损害身体健康。

止刮痧，以免造成伤势加重。

◎妇科病症。孕妇的腹部、腰骶部禁用刮痧，否则易引起流产。

◎人体禁刮部位。眼睛、口唇、舌头、耳孔、鼻孔、乳头等部位禁止刮痧，否则会使这些部位黏膜充血，对健康不利。

◎异常状态。过度饥饱、过度疲劳、醉酒等处于异常状态者不可接受较重的、大面积的刮痧，否则可能引起虚脱。

◎ 刮痧常见问题的处理方法

晕刮

晕刮是指在刮痧过程中，患者出现头晕、心悸、面色苍白、四肢发冷甚至神昏欲倒等症状。

晕刮的预防措施如下：

◎对于初次接受刮痧治疗的患者，应做好说明解释工作，消除其顾虑。

◎空腹、过度疲劳、熬夜后不宜使用刮痧治疗。

◎根据患者的体质选用适当的刮拭手法。对低血压、低血糖、体质虚弱、汗出或吐泻过多、失血过多等虚证，宜用补刮手法，手法宜和缓。

◎刮痧部位应少而精，掌握好刮痧时间，不宜超过25分钟。尤其是在夏季，气温过高，患者出汗多，而刮痧时汗孔开泄，体力消耗，最易出现疲劳，因此更应严格控制刮拭时间。

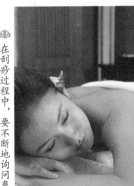

者的感觉，在刮痧过程中，要不断地询问患者的感觉，及时发现晕刮的先兆。

◎在刮痧过程中，要不断地询问患者的感觉，及时发现晕刮的先兆。

晕刮的处理方法如下：

◎患者出现晕刮后应立即停止刮拭，并迅速让患者平卧，采取头低脚高的体位，同时要安慰患者，消除患者的紧张情绪。

◎迅速用刮痧板棱角部点按患者的水沟，施术者应注意点按力道宜轻，避免着力点按后出现局部水肿。

◎采用泻刮法重刮患者头部的百会和脚底的涌泉。

◎稍事休息后，让患者饮用一杯温开水或糖水，并注意保暖、保温。

◎患者病情好转后，在精神状态允许下，继续重刮内关和足三里。

一般情况下，采取以上措施后，让患者静卧片刻即可恢复自然状态。

不出痧

我们经常用刮痧来治疗一些慢性病，当病情平稳以后，出痧就会减少，甚至不出痧，此时可采取下列的方法：

◎交替、变换刮拭方法。如果患者经过多次刮痧以后，出痧明显减少或者不出痧，为避免损伤正气，不能再用泻法，应改用以重点穴位和穴区的治疗为主，以面刮法、点按法和按揉法相结合的刮痧方法来治疗。

◎适当延长治疗间隔时间。在治疗慢性病的时候，宜采用左右肢体、经络、穴位交替治疗，这样就使每条经络和治疗区域的治疗间隔时间延长，从而保持病变经络、穴位的敏感性。

◎增加补益穴位的运用。对于不出痧的病症一方面要改泻法为补法，另一方面应辨证增加补益的穴位，比如足三里、三阴交等穴。

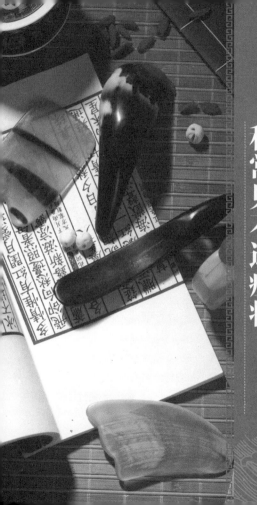

第二章

刮痧消除亚健康和常见不适症状

慢性疲劳综合征

慢性疲劳综合征临床表现为以疲劳为主的多种组织、器官功能紊乱的症状。因为刮痧有疏经通络等多种调节作用，所以对慢性疲劳综合征的治疗有明显效果。

方法一

取穴

血海

在股前区，髌底内侧端上2寸，股内侧肌隆起处。

足三里

在小腿外侧，犊鼻下3寸，犊鼻与解溪连线上。

三阴交

在小腿内侧，内踝尖上3寸，胫骨内侧缘后际。

操作

受术者取仰卧位，屈膝，施术者用勺柄刮拭受术者足阳明胃经的足三里、足太阴脾经的血海及三阴交。

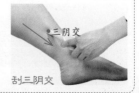

刮三阴交

方法二

取穴

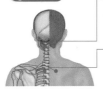

天柱
在项部，斜方肌外缘之后发际凹陷中，约后发际正中旁开1.3寸。

风门
在背部脊柱区，第2胸椎棘突下，后正中线旁开1.5寸。

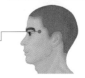

风池
在颈后区枕骨之下，胸锁乳突肌上端与斜方肌上端之间的凹陷中。

肩井
在肩上，前直乳中，在大椎与肩峰端连线的中点上。

太阳
在头部，眉梢与目外眦之间，向后约1横指处。

操作

受术者取坐位，施术者用刮痧板刮拭其太阳，并由天柱刮至风门，再由风池刮至肩井，以局部皮肤出现红晕为度。

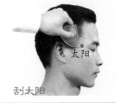

刮太阳

健 忘

肾主志，所以健忘和肾的关系密切，在治疗的时候要选用补益肾精的穴位。

方法一

取穴

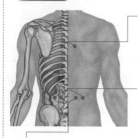

心俞
在背部脊柱区，第5胸椎棘突下，后正中线旁开1.5寸。

志室
在腰部，第2腰椎棘突下，后正中线旁开3寸。

肾俞
在腰部，第2腰椎棘突下，后正中线旁开1.5寸。

操作

心俞、志室、肾俞采用补法，即要循着足太阳膀胱经的走向，由上至下进行刮拭。

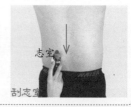

志室

刮志室

地机

在小腿内侧，阴陵泉下3寸，胫骨内侧缘后际。

太溪

在踝区，内踝尖与跟腱之间的凹陷中。

足三里

在小腿外侧，犊鼻下3寸，犊鼻与解溪连线上。

丰隆

在小腿外侧，外踝尖上8寸，胫骨前肌前缘2横指（中指）处。

操作

足三里和太溪采用平补平泻的方法，刮拭太溪的时候可以逆着经络的循行由下至上进行操作，用力要轻。兼有瘀阻经络者，加刮丰隆、地机。

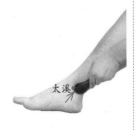

刮太溪

失 眠

百会搭配四神聪能镇静安神；失眠的病位在心，取心经的原穴神门，可以宁心安神；三阴交能健脾柔肝，补肾养阴，而失眠与这三脏有密切的关系。

方法一

取穴

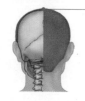

百会

在头部，前发际正中直上5寸。

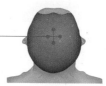

四神聪

在头顶部，百会前后左右各1寸，共4穴。

操作

刮拭百会、四神聪的时候以百会为中心，向四周方向刮拭。

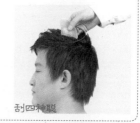

刮四神聪

取穴

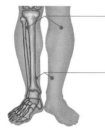

足三里
在小腿外侧，犊鼻下3寸，犊鼻与解溪连线上。

三阴交
在小腿内侧，内踝尖上3寸，胫骨内侧缘后际。

神门
在腕前区，腕掌侧远端横纹尺侧端，尺侧腕屈肌腱的桡侧缘。

操作

神门可以用瓷勺的短端刮拭。三阴交要循着脾经的方向进行刮拭，以皮肤出现痧痕为度。兼有头疼、健忘者，加刮足三里。

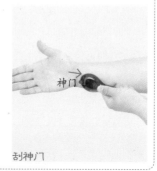

神门

刮神门

头 痛

　　百会是调节大脑功能的要穴，印堂、太阳也都是头部要穴，太冲是足厥阴肝经的原穴，刮拭这几个穴位，可以疏通经络，促进头部血液循环，缓解头痛的症状。

步骤一

取穴

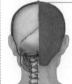

百会
在头部，前发际正中直上5寸。

太阳
在头部，眉梢与目外眦之间，向后约1横指处。

印堂
在面部，两眉毛内侧端的中间凹陷处。

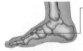

太冲
在足背，第1、2跖骨之间，跖骨底结合部前方凹陷处，在拇长伸肌腱外缘处。

操作

　　刮拭印堂、太阳、百会、太冲，至有痧痕出现。

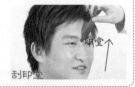

印堂↑

刮印堂

取穴

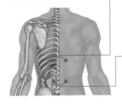

肝俞
在背部脊柱区，第9胸椎棘突下，后正中线旁开1.5寸。

肾俞
在腰部，第2腰椎棘突下，后正中线旁开1.5寸。

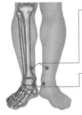

三阴交
在小腿内侧，内踝尖上3寸，胫骨内侧缘后际。

太溪
在踝区，内踝尖与跟腱之间的凹陷中。

操作

内伤头痛加刮三阴交、肝俞、肾俞、太溪。

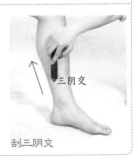

刮三阴交

眩 晕

太冲能调控肝经的气血，从而防止肝阳上亢引起眩晕。头部穴位四神聪、百会、风府都有醒脑开窍的作用。

方法一

取穴

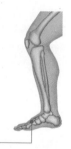

太冲

在足背，第1、2跖骨之间，跖骨底结合部前方凹陷处，在拇长伸肌腱外缘处。

操作

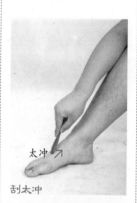

刮太冲

刮拭太冲应顺着经络进行，由远端至近端。

方法二

取穴

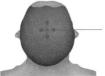

四神聪

头顶部，百会穴前后左右各1寸，共4穴。

百会

在头部，前发际正中直上5寸。

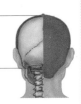

风府

在颈后区，后发际正中直上1寸处，枕外隆凸直下，两侧斜方肌之间凹陷中。

操作

以百会为中心，向四神聪、风府刮拭。

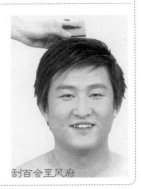

刮百会至风府

29

中 暑

　　大椎、委中、曲池、尺泽都有很好的退热效果，而中暑最主要的表现就是发热，所以应当即采用退热的方法进行治疗。

方法一

取穴

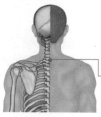

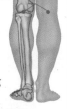

委中

在膝部，腘横纹中点，股二头肌腱与半腱肌肌腱的中间。

大椎

在后正中线上，第7颈椎棘突下凹陷中。

操作

　　使用泻法，重刮委中、大椎。

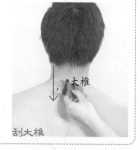

大椎

刮大椎

方法二

取穴

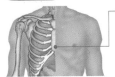

膻中
在胸部，前正中线上，平第4肋间，两乳头连线的中点。

尺泽
在肘区，肘横纹上，肱二头肌腱桡侧缘凹陷中。

曲池
在肘横纹外侧端，屈肘，即尺泽与肱骨外上髁连线的中点。

操作

使用泻法，重刮曲池、尺泽，在曲池、尺泽出现瘀痕以后，可以用三棱针点刺放血。兼有胸闷者，可加刮膻中。

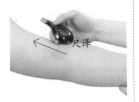

刮尺泽

痔 疮

　　刮痧对痔疮患者可起到全身良性调节的作用，它能够促进血液循环，加速废物代谢，起到清热润燥行滞的作用，从而减轻痔疮给患者带来的痛苦。

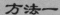

方法一

取穴

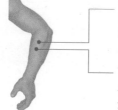

手三里
在前臂背面桡侧，阳溪与曲池连线上，肘横纹下2寸。

下廉
在前臂背面桡侧，阳溪与曲池连线上，肘横纹下4寸。

操作

　　受术者取坐位，手持刮痧板由上向下刮手三里至下廉。

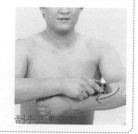

刮手三里至下廉

取穴

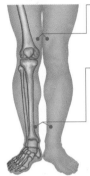

血海
在股前区，髌底内侧端上2寸，股内侧肌隆起处。

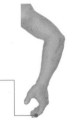

三阴交
在小腿内侧，内踝尖上3寸，胫骨内侧缘后际。

商阳
在手食指末节桡侧，距指甲角0.1寸。

操作

用刮痧板圆润的端点分别点按商阳、血海、三阴交各3～5分钟，以局部皮肤红润为宜。

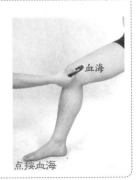

点按血海

自汗盗汗

汗出过多，易出现心悸不安的表现，神门可以安神定悸；刮拭肺俞、脾俞等穴，有助于正气的恢复。

方法一

取穴

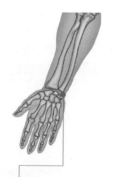

神门

在腕前区，腕掌侧远端横纹尺侧端，尺侧腕屈肌腱的桡侧缘。

操作

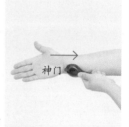

刮神门

刮拭神门，沿着由远端至近端的方向进行，力度可稍重。

取穴

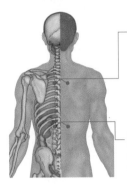

肺俞

在背部脊柱区，第3胸椎棘突下，后正中线旁开1.5寸。

脾俞

在背部脊柱区，第11胸椎棘突下，后正中线旁开1.5寸。

操作

沿着足太阳膀胱经循行的顺序，从肺俞刮拭到脾俞，采用平补平泻法，直到皮肤出现潮红为止。

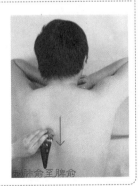

从肺俞至脾俞

便 秘

　　支沟属手厥阴三焦经上的穴位，是治疗便秘的要穴；足三里、上巨虚、天枢都是足阳明胃经上的穴位，主治肠胃疾病，所以刮拭以上穴位可以治疗便秘。

步骤一

取穴

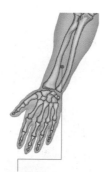

支沟

在前臂后区，阳池与肘尖的连线上，腕背侧远端横纹上3寸，尺骨与桡骨之间。

操作

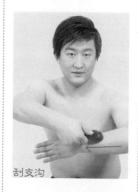

刮支沟

　　由支沟向腕部方向刮拭，以皮肤潮红直至出现痧痕为度。

取穴

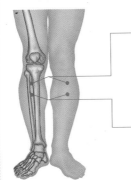

足三里

在小腿外侧，犊鼻下3寸，犊鼻与解溪连线上。

上巨虚

在小腿外侧，犊鼻下6寸，犊鼻与解溪连线上。

操作

从双侧足三里至上巨虚，由上至下进行刮拭。

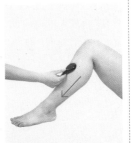

刮足三里至上巨虚

取穴

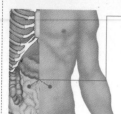

天枢

在腹部，横平脐中，前正中线旁开2寸。

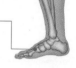

太冲

在足背，第1、2跖骨之间，跖骨底结合部前方凹陷处，在拇长伸肌腱外缘处。

操作

从天枢向下刮拭。兼有气滞者，加刮太冲。

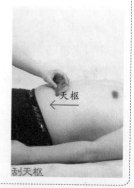

刮天枢

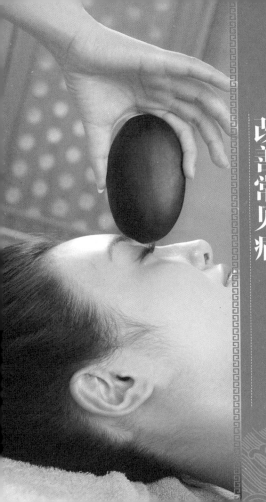

第三章

刮痧

改善常见病

扁桃体炎

　　合谷是治疗五官科疾病的常用穴位，而翳风有清热通窍的作用，足三里能增强人体的体质，照海、行间有很好的泻热作用，因此刮拭上述穴位可减轻此病的症状。

方法一

取穴

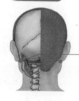

翳风
在颈部，耳垂后方，乳突下端前方凹陷中。

合谷
在手背，第1、2掌骨间，第2掌骨桡侧的中点处。

操作

　　合谷、翳风两穴用刮痧板的角端进行点按，以局部有酸胀感为度，持续1分钟。

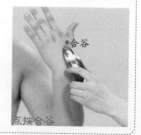

合谷

点按合谷

取穴

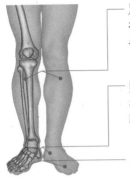

足三里
在小腿外侧，犊鼻下3寸，犊鼻与解溪连线上。

照海
在足内侧，内踝尖下1寸，内踝下缘边际凹陷中。

行间
在足背，第1、2趾之间，趾蹼缘的后方赤白肉际处。

操作

足三里顺着足阳明胃经的循行，应由近端至远端进行刮拭。而照海、行间皆可用刮痧板的薄缘进行刮拭，以局部皮肤发红为度。

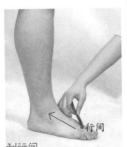

行间

刮行间

咳 嗽

　　天突、膻中属任脉上的穴位，属于近端取穴。肺气在背部输注于肺俞穴，所以将胸部的天突、膻中和背部的肺俞结合刮拭，有助于脏气的顺承。

步骤一

取穴

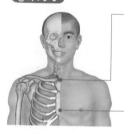

天突
在颈部，前正中线上，胸骨上窝中央。

膻中
在胸部，前正中线上，平第4肋间，两乳头连线的中点。

操作

　　用刮痧板的厚缘从天突至膻中进行刮拭。

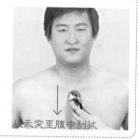

从天突至膻中刮拭

步骤二

取穴

肺俞

在背部脊柱区，第3胸椎棘突下，后正中线旁开1.5寸。

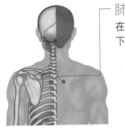

尺泽

在肘区，肘横纹上，肱二头肌腱桡侧缘凹陷中。

操作

尺泽、肺俞也用刮痧板的厚缘进行刮拭，直到皮肤出现痧痕或变成紫红色为止。

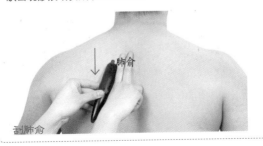

刮肺俞

哮 喘

肺俞、定喘皆为背部穴位，结合胸部的膻中，符合前后取穴的原则；天突后即为气管，属于近处取穴；尺泽是手太阴肺经上的穴位，与肺的功能相关。

步骤一

取穴

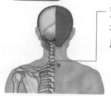

定喘
在脊柱区，横平第7颈椎棘突下，后正中线旁开0.5寸。

肺俞
在背部脊柱区，第3胸椎棘突下，后正中线旁开1.5寸。

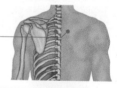

操作

刮拭肺俞、定喘时沿着由上到下的方向进行，以皮肤出现痧痕为度。

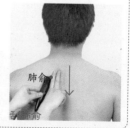

肺俞

步骤二

取穴

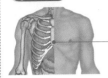

膻中
在胸部，前正中线上，平第4肋间，两乳头连线的中点。

尺泽
在肘区，肘横纹上，肱二头肌腱桡侧缘凹陷中。

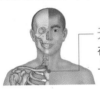

天突
在颈部，前正中线上，胸骨上窝中央。

操作

用刮痧板的厚缘刮拭膻中、天突、尺泽，力度要轻。

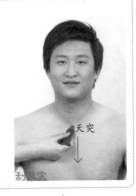

天突

刮天突

45

肺结核

　　此病选穴要注意肺气的调理，增强体质，选用特效穴位施术。例如尺泽、大椎、肺俞、结核、膻中等都是治疗肺结核的特效穴。

步骤一

取穴

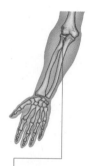

尺泽

在肘区，肘横纹上，肱二头肌腱桡侧缘凹陷中。

操作

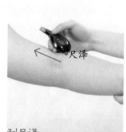

尺泽

刮尺泽

　　刮拭尺泽，刮拭完毕后配合点刺放血。

取穴

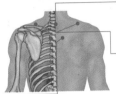

大椎

在后正中线上，第7颈椎棘突下凹陷中。

结核

在颈部，当第7颈椎棘突下旁开3.5寸。

肺俞

在背部脊柱区，第3胸椎棘突下，后正中线旁开1.5寸。

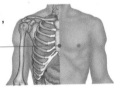

膻中

在胸部，前正中线上，平第4肋间，两乳头连线的中点。

操作

刮拭大椎、肺俞、膻中、结核，直至每个穴位周围皮肤变成紫红色或刮出紫黑色瘀点，大椎在刮拭完毕后配合点刺放血。

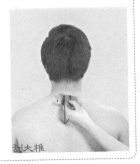

刮大椎

慢性支气管炎

　　背部的大杼和腰部的肾俞，以及胸部的膻中相结合，有增强肺脏功能的作用，能从根本上改善患者肺气不足的症状。

步骤一

取穴

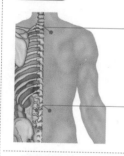

大杼

在背部脊柱区，第1胸椎棘突下，后正中线旁开1.5寸。

肾俞

在腰部，第2腰椎棘突下，后正中线旁开1.5寸。

操作

　　按照足太阳膀胱经走行的方向从大杼刮至肾俞，采用平补平泻的手法，直到皮肤出现痧痕为止。

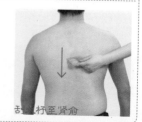

刮大杼至肾俞

步骤二

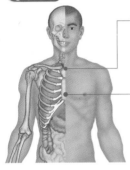

天突
在颈部，前正中线上，胸骨上窝中央。

膻中
在胸部，前正中线上，平第4肋间，两乳头连线的中点。

操作

膻中用刮痧板的厚缘刮拭，用力要轻。咳嗽气喘比较明显者，加刮天突。

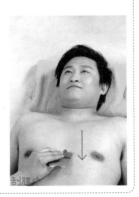

刮膻中

急性上呼吸道感染

本病相当于中医的感冒、发热之类，治疗思路为解表祛邪。刮拭太阳、风门、大椎、肺俞、列缺等穴都能起到扶正祛邪的作用。

方法一

取穴

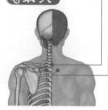

大椎
在后正中线上，第7颈椎棘突下凹陷中。

风门
在背部脊柱区，第2胸椎棘突下，后正中线旁开1.5寸。

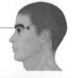

太阳
在头部，眉梢与目外眦之间，向后约1横指处。

操作

刮拭太阳、大椎、风门，直至皮肤变成潮红。

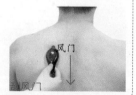

取穴

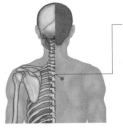

肺俞
在背部脊柱区，第3胸椎棘突下，后正中线旁开1.5寸。

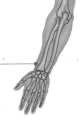

列缺

在前臂桡侧缘，桡骨茎突上方，腕横纹上1.5寸，肱桡肌与拇长展肌腱之间。

操作

刮拭肺俞、列缺，直至皮肤变成潮红。

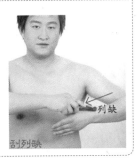

列缺

刮列缺

肺 炎

　　肺炎在治疗时应遵循宣肺解表、止咳平喘的的原则，刮拭风门、肺俞、大椎等穴，即可达到辅助治疗此病的目的。

方法一

取穴

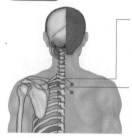

风门
在背部脊柱区，第2胸椎棘突下，后正中线旁开1.5寸。

肺俞
在背部脊柱区，第3胸椎棘突下，后正中线旁开1.5寸。

操作

　　风门、肺俞按照由上到下的顺序进行刮拭，直到皮肤出现瘀痕。

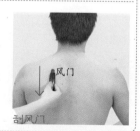

风门

刮风门

取穴

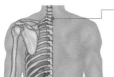

大椎

在后正中线上，第7颈椎棘突下凹陷中。

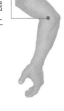

曲池

在肘横纹外侧端，屈肘，即尺泽与肱骨外上髁连线的中点。

太渊

腕掌侧横纹桡侧，桡动脉搏动处。

操作

刮太渊要从近端刮向远端，亦可用刮痧板的角端进行点按，用力可重。发热时另选用大椎、曲池，在刮痧后点刺放血即可。

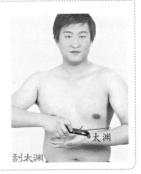

太渊

刮太渊

肺气肿

肺俞、膻中、大椎属胸背相结合取穴，旨在增强肺气的功能；足三里属足阳明胃经的穴位，可促进正气的恢复，起到补土生金的作用。

步骤一

取穴

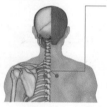

肺俞
在背部脊柱区，第3胸椎棘突下，后正中线旁开1.5寸。

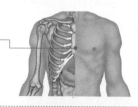

膻中
在胸部，前正中线上，平第4肋间，两乳头连线的中点。

操作

刮拭膻中、肺俞时要用刮痧板的厚缘，用力宜轻。

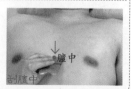

刮膻中

取穴

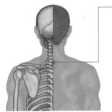

大椎

在后正中线上，第7颈椎棘突下凹陷中。

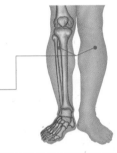

足三里

在小腿外侧，犊鼻下3寸，犊鼻与解溪连线上。

操作

刮拭足三里时循着经络的方向进行，刮拭大椎的时候沿着督脉经络循行方向由上到下即可。手法皆以补法为主。

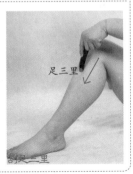

足三里

刮足三里

脾俞、胃俞为脾胃之气输注背部的腧穴，膻中、中脘相互配伍有升举阳气的作用。

步骤一

取穴

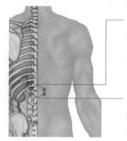

脾俞
在背部脊柱区，第11胸椎棘突下，后正中线旁开1.5寸。

胃俞
在背部脊柱区，第12胸椎棘突下，后正中线旁开1.5寸。

操作

沿着脾俞、胃俞由上至下刮拭，以补法为主。

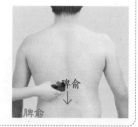

胃俞

脾俞

取穴

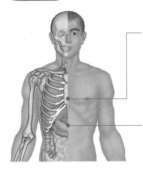

膻中

在胸部，前正中线上，平第4肋间，两乳头连线的中点。

中脘

在上腹部，前正中线上，脐中上4寸。

操作

膻中、中脘刮拭力度要轻，用刮痧板的厚缘操作。

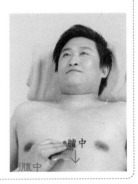

刮膻中

慢性胃炎

依据腹背结合的原则选取膈俞、脾俞、中脘、天枢等穴位，可以调理整体的胃肠之气。足三里则能增强人的体质。

步骤一

取穴

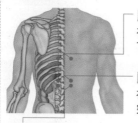

膈俞
在背部脊柱区，第7胸椎棘突下，后正中线旁开1.5寸。

脾俞
在背部脊柱区，第11胸椎棘突下，后正中线旁开1.5寸。

胃俞
在背部脊柱区，第12胸椎棘突下，后正中线旁开1.5寸。

操作

从膈俞到脾俞、胃俞沿着从上至下的方向进行刮拭，以补法为主。

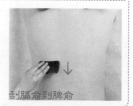

刮膈俞到脾俞

步骤二

取穴

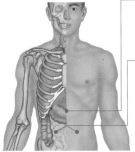

中脘
在上腹部，前正中线上，脐中上4寸。

天枢
在腹部，横平脐中，前正中线旁开2寸。

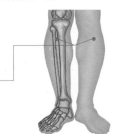

足三里
在小腿外侧，犊鼻下3寸，犊鼻与解溪连线上。

操作

中脘、天枢要用刮痧板厚缘操作。足三里可用点按的手法。

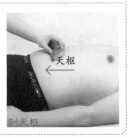

天枢

刮天枢

59

慢性结肠炎

此病多由脾虚、湿盛等因素引起，刮拭背部的脾俞、肾俞、大肠俞和腹部的中脘、章门、天枢，可以清热利湿、温补脾肾，从而达到辅助治疗的目的。

步骤一

取穴

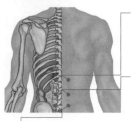

脾俞
在背部脊柱区，第11胸椎棘突下，后正中线旁开1.5寸。

肾俞
在腰部，第2腰椎棘突下，后正中线旁开1.5寸。

大肠俞
在腰部，第4腰椎棘突下，后正中线旁开1.5寸。

操作

从脾俞向下经肾俞刮至大肠俞，以平补平泻方法为主。刮拭肾俞是沿着由上至下的方向操作，以补法为主。

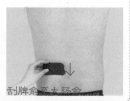

刮脾俞至大肠俞

取穴

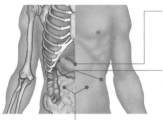

中脘
在上腹部，前正中线上，脐中上4寸。

章门
在侧腹部，在第11肋游离端的下方处。

天枢
在腹部，横平脐中，前正中线旁开2寸。

操作

取仰卧位，刮拭中脘、章门、天枢。天枢由上至下刮拭，用力宜重。

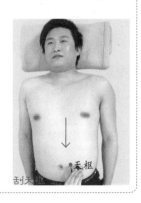

天枢

刮天枢

慢性阑尾炎

背部的关元俞、大肠俞和腹部的大横、天枢配合施术，有助于调理人体下部的气机，以缓解疼痛。

步骤一

取穴

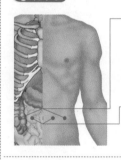

大横
在腹中部，脐中旁开4寸。

天枢
在腹部，横平脐中，前正中线旁开2寸。

操作

大横、天枢刮拭的时候力度要轻，以平补平泻为宜。

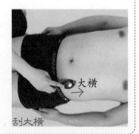

大横→

刮大横

步骤二

取穴

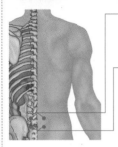

大肠俞
在腰部，第4腰椎棘突下，后正中线旁开1.5寸。

关元俞
在腰部，第5腰椎棘突下，后正中线旁开1.5寸。

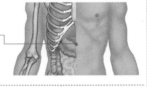

中脘
在上腹部，前正中线上，脐中上4寸。

操作

大肠俞和关元俞在刮拭的时候要按照足太阳膀胱经的循行由上至下进行。恶心呕吐者，加刮中脘。

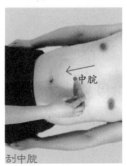

刮中脘

中脘

慢性胆囊炎

日月为胆腑的募穴，配合肝俞、胆俞、胆囊，募俞相配，以调理胆腑的气机，有助于胆功能的通利。

步骤一

取穴

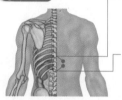

肝俞
在背部脊柱区，第9胸椎棘突下，后正中线旁开1.5寸。

胆俞
在背部脊柱区，第10胸椎棘突下，后正中线旁开1.5寸。

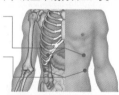

日月
在上腹部，乳头下方，第7肋间隙，前正中线旁开4寸。

章门
在侧腹部，在第11肋游离端的下方处。

操作

将肝俞、胆俞沿着足太阳膀胱经的循行方向进行刮拭。由上至下从日月刮至章门，直至皮肤发红。

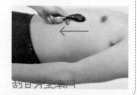

刮日月至章门

取穴

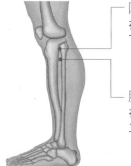

阳陵泉

在小腿外侧，腓骨头前下方凹陷处。

胆囊

在小腿外侧，腓骨小头直下2寸。

操作

由上至下刮拭胆囊。兼有胆石症者，加刮阳陵泉。

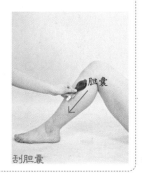

胆囊

刮胆囊

呃 逆

　　呃逆为胃气上逆冲膈所致，所以在选择治疗呕吐的夹脊、中脘、内关、足三里等穴的基础上再加上膈俞，因其为膈之背俞，统治膈膜之病。

步骤一

取穴

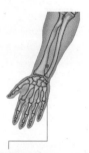

内关

在前臂掌侧，曲泽与大陵的连线上，腕掌侧远端横纹上2寸，掌长肌腱与桡侧腕屈肌腱之间。

操作

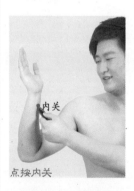

点按内关

　　内关可以用刮痧板角端点按。

步骤二

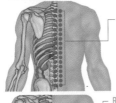

夹脊

在脊柱区，第1胸椎至第5腰椎棘突下，后正中线旁开0.5寸，每侧17个穴位。

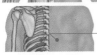

膈俞

在背部脊柱区，第7胸椎棘突下，后正中线旁开1.5寸。

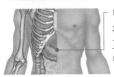

中脘

在上腹部，前正中线上，脐中上4寸。

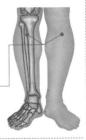

足三里

在小腿外侧，犊鼻下3寸，犊鼻与解溪连线上。

操作

沿着背部的夹脊刮痧，每侧各3遍，然后重刮中脘、足三里、膈俞。

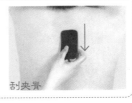

刮夹脊

67

腹 胀

　　太冲对气滞引起的腹胀有调整的作用，而中脘、脾俞，腹背结合，用于调整肠胃的气机。内关降逆止呕。

方法一

取穴

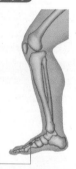

太冲

在足背，第1、2跖骨之间，跖骨底结合部前方凹陷处，在拇长伸肌腱外缘处。

操作

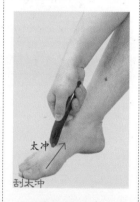

太冲

刮太冲

刮拭太冲是逆着经络由远端向近端操作。

取穴

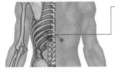

脾俞

在背部脊柱区，第11胸椎棘突下，后正中线旁开1.5寸。

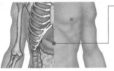

中脘

在上腹部，前正中线上，脐中上4寸。

内关

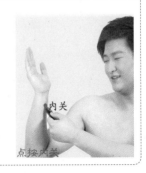

在前臂掌侧，曲泽与大陵的连线上，腕掌侧远端横纹上2寸，掌长肌腱与桡侧腕屈肌腱之间。

操作

分别刮拭中脘、脾俞、内关，直至皮肤出现痧痕，刮拭内关需逆着经络的走向，即由远端至近端，亦可用刮痧板的角端进行点按。

内关

点按内关

腹 泻

　　选用背部的脾俞、大肠俞结合腹部的下脘、关元，可以调理脏腑的气机。关元是补虚强壮的要穴，足三里是阳明胃经上的穴位，亦是调理脾胃的要穴。

步骤一

取穴

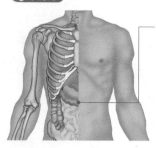

下脘

在上腹部，前正中线上，脐中上2寸。

操作

　　下脘可用刮痧板的厚缘进行操作，也可用刮痧板的角端点按，用力需较轻。

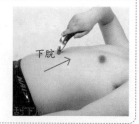

下脘

取穴

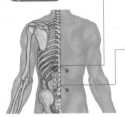

脾俞

在背部脊柱区，第11胸椎棘突下，后正中线旁开1.5寸。

大肠俞

在腰部，第4腰椎棘突下，后正中线旁开1.5寸。

关元

在下腹部，前正中线上，在脐中下3寸。

足三里

在小腿外侧，犊鼻下3寸，犊鼻与解溪连线上。

操作

在背部沿着足太阳膀胱经的循行由上至下刮拭脾俞、大肠俞，关元、足三里用刮痧板的厚缘进行操作，以皮肤发红为度。

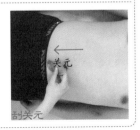

关元

刮关元

肝 炎

　　刮痧治疗肝炎，主要是从补益肝、脾、肾三脏出发，并涉及中医学的整体观念，即从机体的整体状态去调整。

取穴

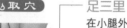

足三里
在小腿外侧，犊鼻下3寸，犊鼻与解溪连线上。

中都
在小腿内侧，内踝尖上7寸，胫骨内侧面的后、中1/3交点处。

三阴交
在小腿内侧，内踝尖上3寸，胫骨内侧缘后际。

操作

　　中都、足三里、三阴交要用刮痧板或瓷勺的薄缘进行刮拭，用力可重。

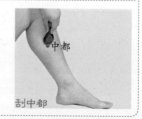

刮中都

取穴

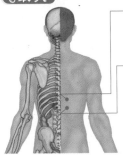

肝俞
在背部脊柱区，第9胸椎棘突下，后正中线旁开1.5寸。

脾俞
在背部脊柱区，第11胸椎棘突下，后正中线旁开1.5寸。

内关

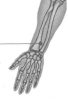

在前臂掌侧，曲泽与大陵的连线上，腕掌侧远端横纹上2寸，掌长肌腱与桡侧腕屈肌腱之间。

操作

常规法刮拭脾俞、肝俞。采用平补平泻法刮拭内关，亦可用点按的方法，皆以皮肤出现痧痕或者变成紫红色为度。

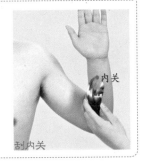

刮内关

肝硬化

行间具有清肝泄热的作用，内关、阴陵泉皆可以补肝、肾、脾。

步骤一

取穴

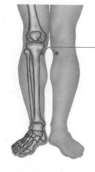

阴陵泉

在小腿内侧，胫骨内侧髁下缘与胫骨内侧缘之间的凹陷中。

操作

刮拭阴陵泉应顺着脾经进行。

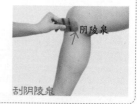

阴陵泉

刮阴陵泉

取穴

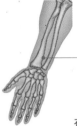

内关

在前臂掌侧，曲泽与大陵的连线上，腕掌侧远端横纹上2寸，掌长肌腱与桡侧腕屈肌腱之间。

行间

在足背，第1、2趾之间，趾蹼缘的后方赤白肉际处。

操作

内关可用刮痧板角端点按，刮拭行间需用力顺着经络的方向进行。

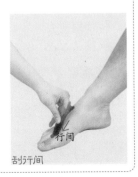

行间

刮行间

75

慢性胰腺炎

依据前后配穴的原则，背部的肝俞、脾俞、魂门配合腹部的中脘、天枢，可用于调整脏腑的气机。肝俞、魂门配合有助于疏泄肝胆。丰隆有清便行滞之效。

步骤一

取穴

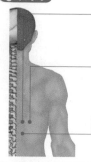

肝俞

在背部脊柱区，第9胸椎棘突下，后正中线旁开1.5寸。

魂门

在背部脊柱区，第9胸椎棘突下，后正中线旁开3寸。

脾俞

在背部脊柱区，第11胸椎棘突下，后正中线旁开1.5寸。

操作

刮拭肝俞、脾俞、魂门，刮拭魂门一般用刮痧板的厚缘，用力宜轻。

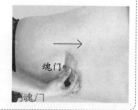

魂门

魂门

取穴

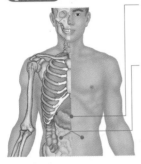

中脘

在上腹部，前正中线上，脐中上4寸。

天枢

在腹部，横平脐中，前正中线旁开2寸。

丰隆

在小腿外侧，外踝尖上8寸，胫骨前肌前缘2横指（中指）处。

操作

中脘、天枢亦用刮痧板的厚缘进行刮拭，以平补平泻方法为主。刮拭丰隆用力可重，或用刮痧板角端点按。

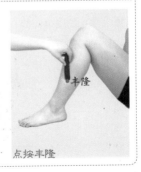

点按丰隆

细菌性痢疾

本病在选取穴位时要遵守腹背结合的原则。如选用天枢和大肠俞相配合，有助于调整大肠的气血。章门与胃的募穴中脘及膈俞配合，能调理血分。

步骤一

取穴

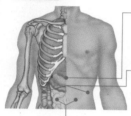

中脘
在上腹部，前正中线上，脐中上4寸。

章门
在侧腹部，在第11肋游离端的下方处。

天枢
在腹部，横平脐中，前正中线旁开2寸。

操作

中脘至天枢、章门刮拭的时候一般用刮痧板的厚缘，用力宜轻。

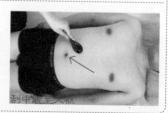

刮中脘至天枢

取穴

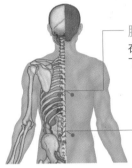

膈俞

在背部脊柱区，第7胸椎棘突下，后正中线旁开1.5寸。

大肠俞

在腰部，第4腰椎棘突下，后正中线旁开1.5寸。

操作

膈俞至大肠俞按照由上到下的方向进行刮拭，以皮肤出现痧痕为度。

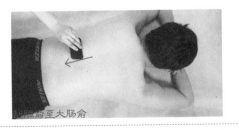

刮膈俞至大肠俞

胃、十二指肠溃疡

内关、中脘相配有止呕的作用。章门可以预防及改善腹胀、消化不良的状况。期门有助于减轻胃痛。

步骤一

取穴

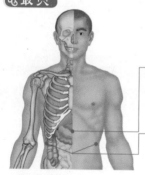

中脘

在上腹部，前正中线上，脐中上4寸。

章门

在侧腹部，在第11肋游离端的下方处。

操作

刮拭章门，要以泻法为主。用刮痧板的厚缘刮拭中脘，用力宜轻。

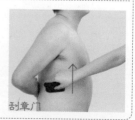

刮章门

取穴

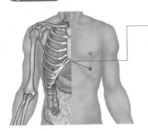

期门
在胸部，第6肋间隙，前
正中线旁开4寸。

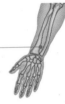

内关

在前臂掌侧，曲泽与大陵的连线上，腕
掌侧远端横纹上2寸，掌长肌腱与桡侧
腕屈肌腱之间。

操作

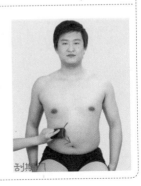

　　内关可用刮痧板的角
端点按。期门则可逆着足
厥阴肝经的走向刮拭。

刮期门

胃肠痉挛

梁丘适用于急证的治疗。脾俞、胃俞与中脘、关元相配，前后取穴，有助于增强肠胃的功能。足三里亦可调理脾胃。

方法一

取穴

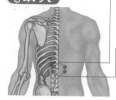

脾俞
在背部脊柱区，第11胸椎棘突下，后正中线旁开1.5寸。

胃俞
在背部脊柱区，第12胸椎棘突下，后正中线旁开1.5寸。

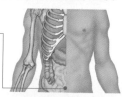

关元
在下腹部，前正中线上，在脐中下3寸。

操作

先刮拭脾俞至胃俞，再刮拭关元，以补法为主。

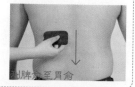

刮脾俞至胃俞

取穴

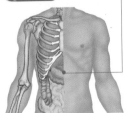

中脘

在上腹部，前正中线上，脐中上4寸。

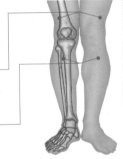

梁丘

在股前区，髌底上2寸，股外侧肌与股直肌肌腱之间。

足三里

在小腿外侧，犊鼻下3寸，犊鼻与解溪连线上。

操作

刮拭中脘的时候要用刮痧板的厚缘，用力宜轻。足三里、梁丘既可用刮痧板的厚缘刮拭，也可以用刮痧板的角端进行点按。

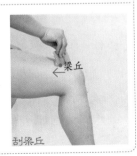

梁丘

刮梁丘

溃疡性结肠炎

此病选穴一方面是按照腹背结合的原则，另一方面符合远端近端结合取穴的原则，有助于清热利湿，温补脾胃。

方法一

取穴

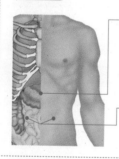

中脘
在上腹部，前正中线上，脐中上4寸。

天枢
在腹部，横平脐中，前正中线旁开2寸。

操作

中脘、天枢应该用刮痧板的厚缘，用力宜轻。

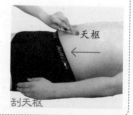

天枢

刮天枢

取穴

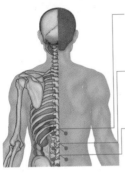

脾俞
在背部脊柱区，第11胸椎棘突下，后正中线旁开1.5寸。

肾俞
在腰部，第2腰椎棘突下，后正中线旁开1.5寸。

大肠俞
在腰部，第4腰椎棘突下，后正中线旁开1.5寸。

操作

按照足太阳膀胱经的循行方向从脾俞刮至大肠俞，刮拭肾俞可循着由下至上的方向刮拭。刮拭方法以泻为主，并注意补泻结合。

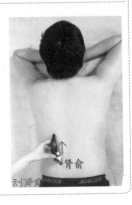

刮肾俞

胆结石

在治疗胆结石时，背部的肝俞、胆俞和腹部的日月、期门一向配伍使用。而且日月和期门是治疗肝胆疾病的要穴。阳陵泉可改善胆囊炎症状。

取穴

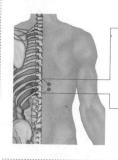

肝俞

在背部脊柱区，第9胸椎棘突下，后正中线旁开1.5寸。

胆俞

在背部脊柱区，第10胸椎棘突下，后正中线旁开1.5寸。

操作

刮拭后背的肝俞、胆俞时要循着足太阳膀胱经由上向下进行刮拭。

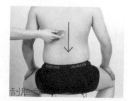

刮胆

步骤二

取穴

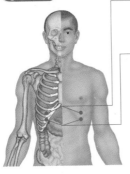

期门
在胸部，第6肋间隙，前正中线旁开4寸。

日月
在上腹部，乳头下方，第7肋间隙，前正中线旁开4寸。

阳陵泉
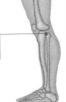

在小腿外侧，腓骨头前下方凹陷处。

操作

　　腹部的穴位则由期门刮至日月，采用平补平泻的手法。阳陵泉可以用刮痧板的角端点按。

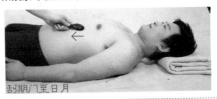

刮期门至日月

心俞、膈俞为背部腧穴，而膻中、乳根为胸部腧穴，都有安神定悸的作用，前后穴位相配，有助于引导心气的通畅。内关有宽胸理气之效。

步骤一

取穴

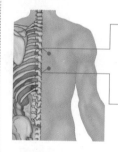

心俞
在背部脊柱区，第5胸椎棘突下，后正中线旁开1.5寸。

膈俞
在背部脊柱区，第7胸椎棘突下，后正中线旁开1.5寸。

操作

沿着由上至下的方向对心俞、膈俞进行刮拭，采用补法。

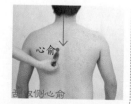

心俞

步骤二

取穴

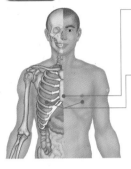

膻中

在胸部，前正中线上，平第 4 肋间，两乳头连线的中点。

乳根

在胸部，第5肋间隙，距前正中线4寸。

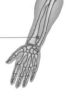

内关

在前臂掌侧，曲泽与大陵的连线上，腕掌侧远端横纹上2寸，掌长肌腱与桡侧腕屈肌腱之间。

操作

刮拭膻中，尤其是刮拭乳根的时候，要使用刮痧板的厚缘，用力宜轻。内关用刮痧板的角端点按即可。

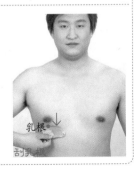

乳根

刮乳根

心律失常

心俞至膈俞是足太阳膀胱经在背部的循行路线，结合身体前部的膻中进行刮拭，可以补益心气。内关、神门属远端取穴，皆为治疗心律失常的要穴。

方法一

取穴

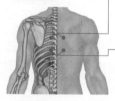

心俞
在背部脊柱区，第5胸椎棘突下，后正中线旁开1.5寸。

膈俞
在背部脊柱区，第7胸椎棘突下，后正中线旁开1.5寸。

膻中
在胸部，前正中线上，平第4肋间，两乳头连线的中点。

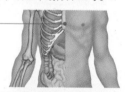

操作

从心俞刮至膈俞是沿着由上至下的方向进行刮拭。膻中用刮痧板的厚缘刮拭。

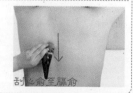

刮心俞至膈俞

取穴

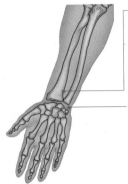

内关

在前臂掌侧，曲泽与大陵的连线上，腕掌侧远端横纹上2寸，掌长肌腱与桡侧腕屈肌腱之间。

神门

在腕前区，腕掌侧远端横纹尺侧端，尺侧腕屈肌腱的桡侧缘。

操作

内关、神门向手肘的方向刮拭，以皮肤出现痧痕或者紫红为宜。

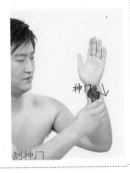

神门

刮神门

低血压

百会可以升举阳气，水沟可以醒脑开窍。膻中到关元穴位皆位于人体的前部，而双侧的膈俞至肾俞皆在人体后背，胸腹配合，可帮助人体正气的恢复。

方法一

取穴

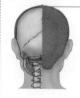

百会
在头部，前发际正中直上5寸。

水沟
在面部，人中沟的上1/3与中2/3交界处。

操作

刮拭百会和水沟。

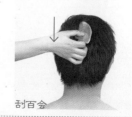

刮百会

取穴

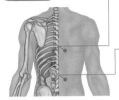

膈俞

在背部脊柱区，第7胸椎棘突下，后正中线旁开1.5寸。

肾俞

在腰部，第2腰椎棘突下，后正中线旁开1.5寸。

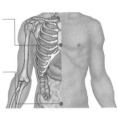

膻中

在胸部，前正中线上，平第4肋间，两乳头连线的中点。

关元

在下腹部，前正中线上，在脐中下3寸。

操作

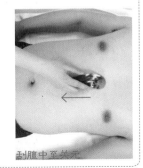

沿着任脉循行的路线，从膻中刮至关元。在背部从膈俞顺着经络的方向刮向肾俞，直至皮肤出现潮红或者痧痕为止。

刮膻中至关元

93

高血压

高血压常由肝肾阴虚、肝阳上亢所致，所以所选穴位皆应从补益肝肾、平肝潜阳出发。

取穴

印堂

在面部，两眉毛内侧端的中间凹陷处。

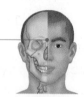

太阳

在头部，眉梢与目外眦之间，向后约1横指处。

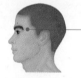

操作

沿着印堂向太阳的方向刮拭，用力要轻。

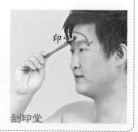

刮印堂

94

取穴

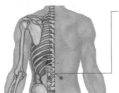

肾俞
在腰部，第2腰椎棘突下，后正中线旁开1.5寸。

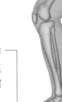

太冲
在足背，第1、2跖骨之间，跖骨底结合部前方凹陷处，在拇长伸肌腱外缘处。

操作

刮拭肾俞、太冲，太冲顺着经络的循行由远端刮至近端。

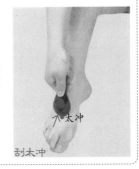

太冲

刮太冲

风湿性心脏病

膻中为治疗心脏疾病的要穴，配合背部的肺俞、心俞使用，效果更好。神门、通里属于本经取穴，与心气的通畅有着密切的关系。

步骤一

取穴

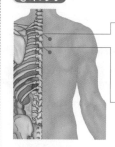

肺俞

在背部脊柱区，第3胸椎棘突下，后正中线旁开1.5寸。

心俞

在背部脊柱区，第5胸椎棘突下，后正中线旁开1.5寸。

操作

沿着足太阳膀胱经的循行，由上到下对肺俞至心俞进行刮拭。

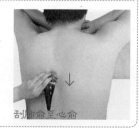

刮肺俞至心俞

取穴

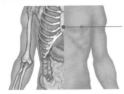

膻中

在胸部，前正中线上，平第4肋间，两乳头连线的中点。

通里

在前臂前区，腕掌侧远端横纹上1寸，尺侧腕屈肌腱的桡侧缘。

神门

在腕前区，腕掌侧远端横纹尺侧端，尺侧腕屈肌腱的桡侧缘。

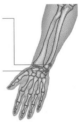

操作

刮拭膻中的时候要注意用补法。神门、通里用刮痧板角端点按即可。

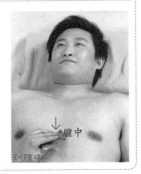

膻中

刮膻中

病毒性心肌炎

病毒性心肌炎属于中医学中"心悸"的范畴，辨症从祛邪扶正思路出发。内关和外关相合，阴阳经脉相互引导，有增强心气的作用。

方法一

取穴

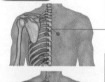

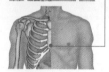

心俞
在背部脊柱区，第5胸椎棘突下，后正中线旁开1.5寸。

膻中
在胸部，前正中线上，平第4肋间，两乳头连线的中点。

内关

在前臂掌侧，曲泽与大陵的连线上，腕掌侧远端横纹上2寸，掌长肌腱与桡侧腕屈肌腱之间。

操作

心俞和膻中采用补法，用力宜轻，不强求出痧；内关除了用常规方法刮拭外，亦可用刮痧板角端进行点按。

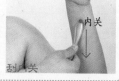

内关

刮内关

取穴

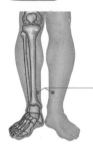

三阴交
· 在小腿内侧，内踝尖上3寸，胫骨内侧缘后际。

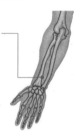

外关
在前臂后区，阳池与肘尖的连线上，腕背侧远端横纹上2寸，尺骨与桡骨之间。

操作

外关同内关一样，可用常规方法刮拭，亦可用刮痧板角端进行点按。三阴交用常规方法刮拭。

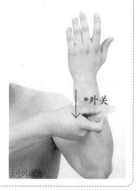

↓外关

刮外关

肋间神经痛

肝俞、胆俞能疏泄肝胆。膻中属局部取穴，而尺泽是手太阴肺经的合穴，能调理胸部的气机，结合放血疗法，有助于止痛。

方法一

取穴

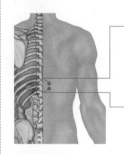

肝俞

在背部脊柱区，第9胸椎棘突下，后正中线旁开1.5寸。

胆俞

在背部脊柱区，第10胸椎棘突下，后正中线旁开1.5寸。

操作

刮拭肝俞至胆俞，用力应轻，使用刮痧板的厚缘进行刮拭，以皮肤变成紫红色或出现痧痕为度。

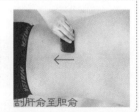

刮肝俞至胆俞

方法二

取穴

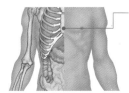

膻中
在胸部，前正中线上，平第4肋间，两乳头连线的中点。

尺泽

在肘区，肘横纹上，肱二头肌腱桡侧缘凹陷中。

操作

刮拭尺泽时应该顺着手太阴肺经的循行方向进行操作，用力宜重，然后用三棱针点刺放血1~2毫升。膻中用刮痧板的厚缘刮拭。

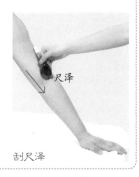

尺泽

刮尺泽

三叉神经痛

三叉神经痛多认为由感受邪毒所致，治疗时以祛风散邪、疏通经络为选穴原则。以局部取穴为主，配合远部取穴，可疏通面部经脉，祛寒清热，通则不痛。

方法一

取穴

阳白

在头部，瞳孔直上，眉上1寸。

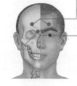

攒竹

在面部，眉头凹陷中，眶上切迹处。

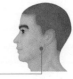

列缺

在前臂桡侧缘，桡骨茎突上方，腕横纹上1.5寸，肱桡肌与拇长展肌腱之间。

颊车

在面颊部，下颌角前上方约1横指，当咀嚼时咬肌隆起，按之有凹陷处。

操作

眼眶、鼻部区域痛：先刮阳白，再刮攒竹、颊车，最后刮列缺。

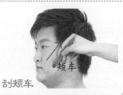

刮颊车

方法二

✿取穴

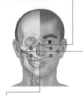

四白

在面部，瞳孔直下，平鼻翼下缘，眶下孔处。

下关

在面部耳前方，颧弓下缘中央与下颌切迹之间凹陷中。

巨髎

在面部，瞳孔直下，平鼻翼下缘处，鼻唇沟外侧。

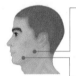

颊车

在面颊部，下颌角前上方约1横指，当咀嚼时咬肌隆起，按之有凹陷处。

大迎

在面部，下颌角前方，咬肌附着部的前缘凹陷中，面动脉搏动处。

合谷

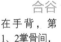

在手背，第1、2掌骨间，第2掌骨桡侧的中点处。

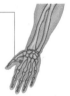

✿操作

上颌区域痛：先点揉四白，再点揉巨髎，最后刮合谷。下颌区域痛：点揉下关、颊车、大迎，然后刮合谷。

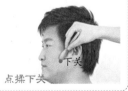

点揉下关

103

面　瘫

　　足太阳经筋为"目上纲"，攒竹为足太阳经穴，可疏调眼部经筋。瞳子髎、率谷、丝竹空为足、手少阳经穴，可疏调面部少阳经筋。

步骤一

取穴

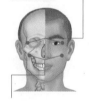

瞳子髎

在面部，目外眦外侧，眶骨外侧缘凹陷中。

外关

在前臂后区，阳池与肘尖的连线上，腕背侧远端横纹上2寸，尺骨与桡骨之间。

颧髎

在面部，目外眦直下，颧骨下缘的凹陷中。

操作

　　头面颧髎至瞳子髎用刮痧板的厚缘刮拭，用力要轻。外关可用刮痧板重刮或用其角端点按。

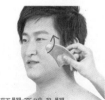

刮颧髎至瞳子髎

步骤二

取穴

攒竹
在面部，眉头凹陷中，眶上切迹处。

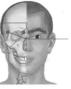

丝竹空
在面部，额骨颧突外缘，眉梢凹陷中。

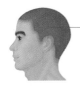

率谷
在头部，耳尖直上入发际1.5寸，角孙直上方。

操作

用刮痧板厚缘刮攒竹至丝竹空，以及头侧的率谷。

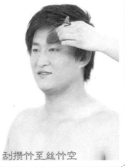

刮攒竹至丝竹空

105

癫 痫

长强、鸠尾交通任、督脉，为治癫要穴；阳陵泉为筋穴，配督脉之筋缩可解痉止搐；丰隆能和胃降浊，清热化痰；行间有清肝胆之火，奏开窍止搐之功。

步骤一

取穴

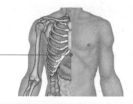

筋缩
背部脊柱区，第9胸椎棘突下凹陷中。

鸠尾
在上腹部，前正中线上，胸剑结合部下1寸。

操作

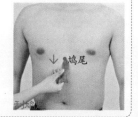

先刮背部筋缩，然后刮前胸鸠尾，以出现轻度痧痕为度。

↓ 鸠尾

取穴

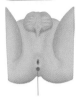

阳陵泉
在小腿外侧，腓骨头前下方凹陷处。

丰隆
在小腿外侧，外踝尖上8寸，胫骨前肌前缘2横指（中指）处。

长强
在会阴区，尾骨下方，尾骨端与肛门连线中点。

行间
在足背，第1、2趾之间，趾蹼缘的后方赤白肉际处。

操作

点按长强，接着刮下肢阳陵泉至丰隆，以皮肤出现痧痕为度。最后重刮行间。

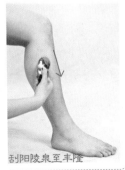

刮阳陵泉至丰隆

癔 症

水沟能醒神开窍。任脉的天突、中脘配合督脉的大椎可调和阴阳。太冲可调理肝气，三阴交能扶助正气。

步骤一

取穴

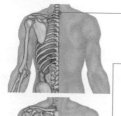

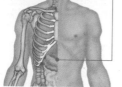

大椎

在后正中线上，第7颈椎棘突下凹陷中。

中脘

在上腹部，前正中线上，脐中上4寸。

水沟

在面部，人中沟的上1/3与中2/3交界处。

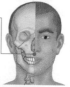

操作

水沟可以用揪痧的方法，或者用刮痧板的角端进行点按。中脘和大椎用常规法刮拭。

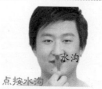

点按水沟

水沟

取穴

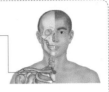

天突

在颈部，前正中线上，胸骨上窝中央。

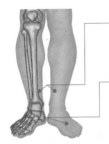

三阴交

在小腿内侧，内踝尖上3寸，胫骨内侧缘后际。

太冲

在足背，第1、2跖骨之间，跖骨底结合部前方凹陷处，在拇长伸肌腱外缘处。

操作

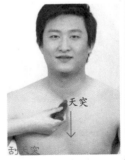

用刮痧板的边缘刮拭天突，直至皮肤出现痧痕为度。再从三阴交刮拭至太冲，以皮肤变成紫红色为度。

天突

刮天突

神经衰弱

神经衰弱以记忆力下降、失眠为主要临床表现，需选用一些补肾、宁心、安神、定志的穴位进行施治。

步骤一

取穴

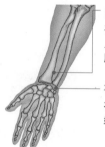

内关

在前臂掌侧，曲泽与大陵的连线上，腕掌侧远端横纹上2寸，掌长肌腱与桡侧腕屈肌腱之间。

神门

在腕前区，腕掌侧远端横纹尺侧端，尺侧腕屈肌腱的桡侧缘。

操作

内关可以用刮痧板的角端进行点按，以皮肤发红为度，神门沿着从远端至近端的方向进行刮拭。

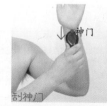

刮神门

步骤二

取穴

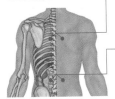

心俞

在背部脊柱区，第5胸椎棘突下，后正中线旁开1.5寸。

肾俞

在腰部，第2腰椎棘突下，后正中线旁开1.5寸。

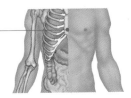

膻中

在胸部，前正中线上，平第4肋间，两乳头连线的中点。

操作

取仰卧位，刮膻中，再让患者俯卧，刮心俞、肾俞，用刮痧板的厚缘进行刮拭，用力宜轻，以皮肤出现痧痕为度。

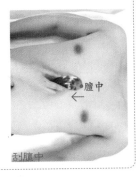

刮膻中

膻中

脑卒中后遗症

中医认为此病由肝肾阴虚、阴阳失衡引起，刮痧可以补益肝肾、平肝潜阳，从而治疗此病。

方法一

取穴

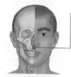

水沟
在面部，人中沟的上1/3与中2/3交界处。

太阳
在头部，眉梢与目外眦之间，向后约1横指处。

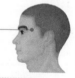

操作

取坐位，刮拭水沟，用刮痧板尖端点按即可。刮太阳时用力要轻。

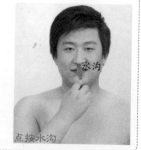

点按水沟

取穴

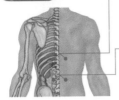

肝俞
在背部脊柱区，第9胸椎棘突下，后正中线旁开1.5寸。

肾俞
在腰部，第2腰椎棘突下，后正中线旁开1.5寸。

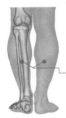

印堂
在面部，两眉毛内侧端的中间凹陷处。

承山
在小腿后面正中，委中与昆仑之间，当伸直小腿时，腓肠肌肌腹下出现尖角凹陷处。

操作

印堂用揪痧的方法，以局部发红或出现痧点为度，肝俞、肾俞、承山按照常规方法进行刮痧。

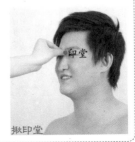

揪印堂

命门能补益肾阳，增强肾的气化能力；膀胱俞结合中极、关元可用于调理膀胱的气机；阴陵泉则是水液代谢的要穴。

步骤一

取穴

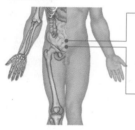

关元
在下腹部，前正中线上，在脐中下3寸。

中极
在下腹部，前正中线上，在脐中下4寸。

操作

从中极至关元要用刮痧板的厚缘刮拭，用力要轻。

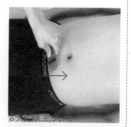

刮中极至关元

步骤二

取穴

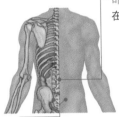

命门
在腰部，第2腰椎棘突下凹陷中。

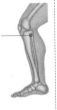

阴陵泉
在小腿内侧，胫骨内侧髁下缘与胫骨内侧缘之间的凹陷中。

膀胱俞
在骶部，横平第2骶后孔，骶正中嵴旁开1.5寸。

操作

刮拭背部穴位时，要沿着足太阳膀胱经的循行方向，由上到下对命门、膀胱俞进行刮拭，再刮拭小腿上的阴陵泉。

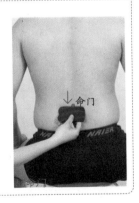

↓命门

尿路感染

此病常出现小便异常、水液排泄障碍，刮三焦俞可使症状得到缓解；中极为膀胱的募穴，配合肾俞、膀胱俞、关元，有助于膀胱的气化。

步骤一

取穴

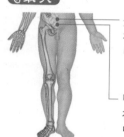

关元
在下腹部，前正中线上，在脐中下3寸。

中极
在下腹部，前正中线上，在脐中下4寸。

操作

刮拭中极至关元时，要用刮痧板的厚缘进行，用力要轻。

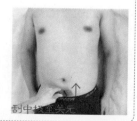

刮中极至关元

取穴

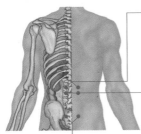

三焦俞
在腰部，第1腰椎棘突下，后正中线旁开1.5寸。

肾俞
在腰部，第2腰椎棘突下，后正中线旁开1.5寸。

膀胱俞
在骶部，横平第2骶后孔，骶正中嵴旁开1.5寸。

操作

从三焦俞、肾俞至膀胱俞由上至下进行刮拭，直至皮肤出现痧痕或变为紫红。

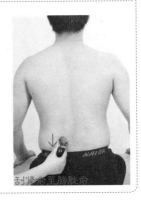

刮肾俞至膀胱俞

肾盂肾炎

肾俞、膀胱俞有助于膀胱的气化。三阴交可以调理肝、脾、肾三脏，太溪是足少阴肾经的原穴，为肾经经水的传输之处，有清热、利水、生气的作用。

方法一

取穴

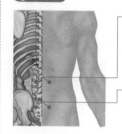

肾俞

在腰部，第2腰椎棘突下，后正中线旁开1.5寸。

膀胱俞

在骶部，横平第2骶后孔，骶正中嵴旁开1.5寸。

操作

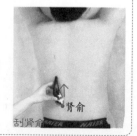

刮拭肾俞、膀胱俞时采用泻法，逆着经络的循行进行。

肾俞

刮肾俞

取穴

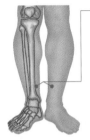

三阴交

在小腿内侧，内踝尖上3寸，胫骨内侧缘后际。

太溪

在踝区，内踝尖与跟腱之间的凹陷中。

操作

用刮痧板角端点按三阴交即可。刮拭太溪是从远端刮至近端。

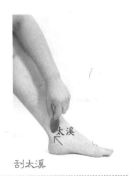

太溪

刮太溪

慢性肾小球肾炎

中医认为此病由脾肾阳虚、气阴两虚而引起，刮拭足三里、公孙、梁门、中脘、关元、脾俞、肾俞，有补益脾肾、益气养血的作用。

步骤一

取穴

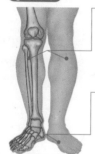

足三里
在小腿外侧，犊鼻下3寸，犊鼻与解溪连线上。

公孙
在跖区，第1跖骨底的前下缘赤白肉际处。

操作

公孙、足三里既可用刮痧板的厚缘刮拭，也可以用刮痧板的角端点按。

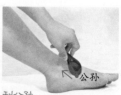

刮公孙

120

取穴

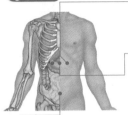

梁门

在上腹部，脐中上4寸，前正中线旁开2寸。

中脘

在上腹部，前正中线上，脐中上4寸。

关元

在下腹部，前正中线上，在脐中下3寸。

在背部脊柱区，第11胸椎棘突下，后正中线旁开1.5寸。

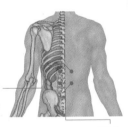

脾俞

肾俞

在腰部，第2腰椎棘突下，后正中线旁开1.5寸。

操作

刮拭梁门、中脘、关元、肾俞、脾俞，用刮痧板的厚缘进行刮拭，用力宜轻。

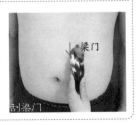

刮梁门

泌尿系统结石

泌尿系统结石多为湿火热毒蕴结下焦所致。结石或小血块堵塞输尿管，可致尿液不畅，导致绞痛发生。因此中医治疗此症，多以清利三焦湿热为主。

方法一

取穴

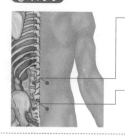

肾俞
在腰部，第2腰椎棘突下，后正中线旁开1.5寸。

膀胱俞
在骶部，横平第2骶后孔，骶正中嵴旁开1.5寸。

操作

背部穴位肾俞至膀胱俞沿着由上至下的方向刮拭，直至皮肤出现痧痕或变成紫红色为止。

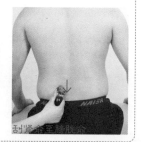

刮肾俞至膀胱俞

取穴

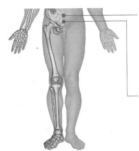

关元
在下腹部，前正中线上，在脐中下3寸。

中极
在下腹部，前正中线上，在脐中下4寸。

操作

腹部任脉上的穴位中极至关元要用刮痧板的厚缘刮拭，用力宜轻，以皮肤出现轻微痧痕为度。

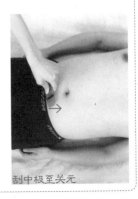

刮中极至关元

123

内分泌代谢性疾病 肥胖症

　　中医认为肥胖的原因是体内有痰湿并且气虚。治疗肥胖症当从调理脾胃入手，刮痧可以调节已经失调的脾胃功能，让水谷精微输布全身，从而达到减肥的目的。

步骤一

取穴

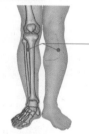

足三里
在小腿外侧，犊鼻下3寸，犊鼻与解溪连线上。

操作

　　足三里可用瓷勺来刮拭，或用刮痧板的角端进行点按。

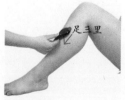

刮足三里

124

取穴

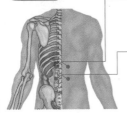

脾俞

在背部脊柱区，第11胸椎棘突下，后正中线旁开1.5寸。

肾俞

在腰部，第2腰椎棘突下，后正中线旁开1.5寸。

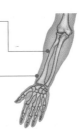

孔最

在前臂掌面桡侧，尺泽与太渊连线上，腕横纹上7寸处。

列缺

在前臂桡侧缘，桡骨茎突上方，腕横纹上1.5寸，肱桡肌与拇长展肌腱之间。

操作

刮拭脾俞、肾俞应逆着足太阳膀胱经的循行由至下而上进行刮拭，这是采用泻法。刮拭孔最至列缺，要沿着肺经的方向由近端至远端进行刮拭。

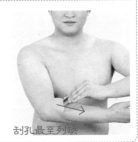

刮孔最至列缺

125

糖尿病

本病与肺、胃、肾三脏都相关，所以要选用相应的穴位进行治疗。

取穴

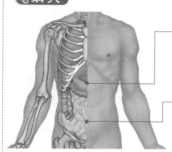

中脘

在上腹部，前正中线上，脐中上4寸。

关元

在下腹部，前正中线上，在脐中下3寸。

操作

取仰卧位，中脘至关元用刮痧板的厚缘进行刮拭，用力要轻。

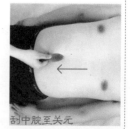

刮中脘至关元

取穴

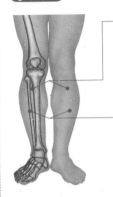

足三里

在小腿外侧，犊鼻下3寸，犊鼻与解溪连线上。

丰隆

在小腿外侧，外踝尖上8寸，胫骨前肌前缘2横指（中指）处。

操作

用刮痧板的厚缘从足三里刮至丰隆，而足三里亦可用点按的方法，用力可重。

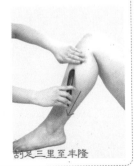

刮足三里至丰隆

痛 风

　　肝俞、肾俞有补益肝肾，增强筋骨的功能。所以临床选穴的时候要从这个方向出发，而手足部的外关、合谷、手三里等穴位可以相应地缓解局部的疼痛。

步骤一

取穴

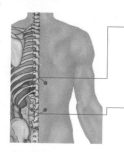

肝俞
在背部脊柱区，第9胸椎棘突下，后正中线旁开1.5寸。

肾俞
在腰部，第2腰椎棘突下，后正中线旁开1.5寸。

操作

　　取俯卧位，刮拭肝俞至肾俞，应由上向下进行刮拭。

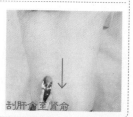

刮肝俞至肾俞

步骤二

取穴

外关

在前臂后区，阳池与肘尖的连线上，腕背侧远端横纹上2寸，尺骨与桡骨之间。

手三里

在前臂背面桡侧，阳溪与曲池连线上，肘横纹下2寸。

合谷

在手背，第1、2掌骨间，第2掌骨桡侧的中点处。

操作

取坐位，刮拭外关，从手三里刮至合谷要用从近端至远端的方式来刮拭。

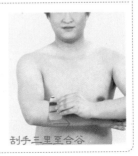

刮手三里至合谷

甲状腺功能亢进

夹脊可调理脏腑。天突是治疗甲状腺疾病的要穴。期门、复溜配合使用既可疏肝理气，又能帮助正气的恢复。刮拭以上穴位可辅助治疗此病。

方法一

取穴

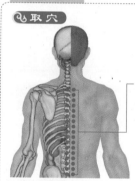

夹脊

在脊柱区，第1胸椎至第5腰椎棘突下，后正中线旁开0.5寸，每侧17个穴位。

操作

取俯卧位，刮拭夹脊上的穴位按照从上至下的方向进行刮拭。

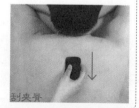

刮夹脊

方法二

取穴

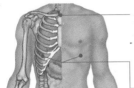

天突

在颈部，前正中线上，胸骨上窝中央。

期门

在胸部，第6肋间隙，前正中线旁开4寸。

复溜

在小腿内侧，太溪直上2寸，跟腱的前方。

操作

天突、期门用刮痧板的薄缘刮拭。复溜需顺着肾经的方向由远端至近端刮拭。

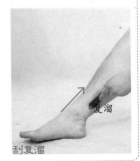

刮复溜

甲状腺功能减退

中医认为此病多因脾肾双亏、外邪侵体而起。刮拭背部脾俞、肾俞结合腹部的中脘、气海、关元可调节气机，而刮拭腿部的足三里则可益脾补虚。

步骤一

取穴

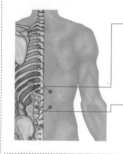

脾俞
在背部脊柱区，第11胸椎棘突下，后正中线旁开1.5寸。

肾俞
在腰部，第2腰椎棘突下，后正中线旁开1.5寸。

操作

脾俞至肾俞要沿着足太阳膀胱经的循行由上至下进行刮拭。

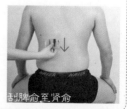

刮脾俞至肾俞

取穴

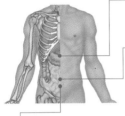

中脘
在上腹部，前正中线上，脐中上4寸。

气海
在下腹部，前正中线上，在脐中下1.5寸。

足三里
在小腿外侧，犊鼻下3寸，犊鼻与解溪连线上。

关元
在下腹部，前正中线上，在脐中下3寸。

操作

刮拭腹部穴位应从中脘经气海至关元进行刮拭，用力要轻，足三里可以用刮痧板的角端进行点按。

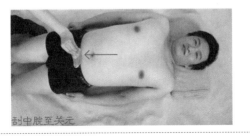

刮中脘至关元

落枕

颈百劳、阿是穴（无固定位置，为疼痛部位或病痛的反应点）可疏通经气；后溪、悬钟分属小肠和胆经，其经脉分布于颈背部，可从远端疏导颈背部的经气。

步骤一

取穴

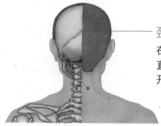

颈百劳

在颈部，第7颈椎棘突直上2寸，后正中线旁开1寸。

操作

先在需刮拭部位涂抹上甘油，然后刮颈部的颈百劳、阿是穴。

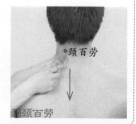

刮颈百劳

取穴

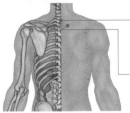

大椎
在后正中线上，第7颈椎棘突下凹陷中。

大杼
在背部脊柱区，第1胸椎棘突下，后正中线旁开1.5寸。

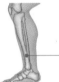

悬钟
在小腿外侧，于外踝尖上3寸，腓骨前缘。

后溪
在手内侧，第5掌指关节尺侧近端赤白肉际凹陷中。

操作

刮拭手掌上的后溪，再刮下肢悬钟。以皮肤变成紫红或出现痧点为度，悬钟亦可用放痧的方法。肌肉强痛者，加刮大椎、大杼。

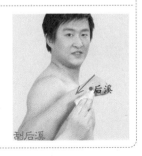

刮后溪

135

网球肘

　　此病是由肘部外伤或劳损以及外感风寒湿邪所致的局部气血凝滞，选用局部穴位以及大椎穴可以疏通局部气血，舒筋活络，缓解疼痛，消除炎症。

步骤一

取穴

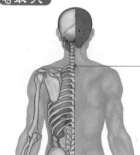

大椎

在后正中线上，第7颈椎棘突下凹陷中。

操作

　　首先要刮拭阿是穴，即肱骨外上髁的压痛点，用力宜重，可以配合点按，以能够耐受为度。然后刮拭大椎。

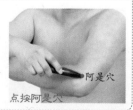

阿是穴

点按阿是穴

取穴

手三里

在前臂背面桡侧，阳溪与曲池连线上，肘横纹下2寸。

曲池

在肘横纹外侧端，屈肘，即尺泽与肱骨外上髁连线的中点。

操作

疼痛明显，伴有发热者，加刮手三里和曲池，令患者活动患肢，以无任何不适为宜。以上操作3次为1疗程。

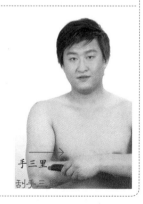

手三里

刮手三

坐骨神经痛

局部阿是穴是疼痛常用的穴位，配足太阳膀胱经的肾俞、气海俞、次髎、秩边，以及腰3～5夹脊可助通经活络，散风止痛。

步骤一

取穴

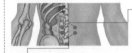

肾俞
在腰部，第2腰椎棘突下，后正中线旁开1.5寸。

气海俞
在腰部，第3腰椎棘突下，后正中线旁开1.5寸。

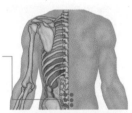

腰3～5夹脊
在腰部，第3腰椎至第5腰椎棘突下，后正中线旁开0.5寸，每侧3个穴位。

操作

先对阿是穴沿着由上至下的方向进行刮拭或点按。然后刮拭腰部的肾俞、气海俞、腰3～5夹脊。

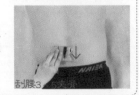

刮腰3～5夹脊

取穴

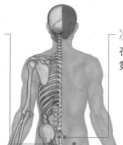

秩边
在骶部，横平第4骶后孔，骶正中嵴旁开3寸。

次髎
在骶部，正对第2骶后孔中。

操作

疼痛剧烈难忍者，加刮次髎、秩边，用常规方法刮拭即可。

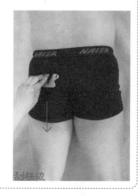

刮次髎秩边

腰肌劳损

骶丛位于盆腔，对其进行刮拭可以减轻腰部疼痛。昆仑、肾俞是足太阳膀胱经的穴位，配合足三里、外关、合谷可调整腰部的气血流通。

步骤一

取穴

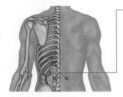

肾俞
在腰部，第2腰椎棘突下，后正中线旁开1.5寸。

外关
在前臂后区，阳池与肘尖的连线上，腕背侧远端横纹上2寸，尺骨与桡骨之间。

合谷
在手背，第1、2掌骨间，第2掌骨桡侧的中点处。

操作

先刮肾俞、外关及合谷，刮前涂适量红花油，再用刮痧板的厚缘从上往下刮骶丛。

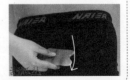

取穴

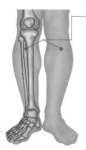 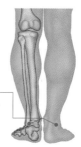

足三里

在小腿外侧，犊鼻下3寸，犊鼻与解溪连线上。

昆仑

在踝区，外踝尖与脚腕后的大筋（跟腱）之间的凹陷中。

操作

从上往下对足三里至昆仑进行刮拭，每次刮30~40次，只能单向不可往复刮，刮后的油不要马上擦去，休息30分钟再擦去。

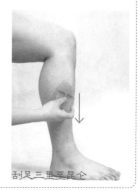

刮足三里至昆仑

腰椎间盘突出症

治疗本病宜补肾壮腰，命门、肾俞、大肠俞、风市等穴位均具有强腰的功效。

方法一

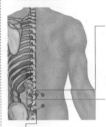

肾俞
在腰部，第2腰椎棘突下，后正中线旁开1.5寸。

命门
在腰部，第2腰椎棘突下凹陷中。

大肠俞
在腰部，第4腰椎棘突下，后正中线旁开1.5寸。

操作

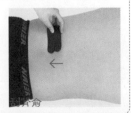

肾俞、大肠俞、命门等穴可以用补的手法刮拭，以促进腰背肌肉组织的代谢。

142

取穴

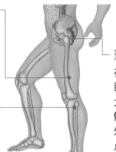

风市
在大腿外侧部的中线上, 在横纹上7寸, 股外侧肌与股二头肌之间。

阳陵泉
在小腿外侧, 腓骨头前下方凹陷处。

环跳
在股外侧部, 侧卧屈股, 在股骨大转子最凸点与骶管裂孔连线的外1/3与中1/3交点处。

操作

患侧环跳、阳陵泉可用较强的刺激手法操作。亦可用刮痧板的角端进行点按, 以身体能够耐受为度。刮拭风市要顺着足少阳胆经的循行进行操作, 用力宜重。

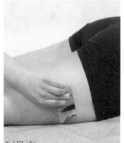

刮风市

踝关节扭伤

肝主筋，刮拭足厥阴肝经的穴位，可促进肝经功能的恢复，使其气血流通，能濡养经脉，消退疾病。阳陵泉为筋之会，悬钟为髓会，都利于消退关节疾病。

步骤一

取穴

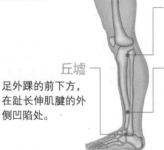

阳陵泉
在小腿外侧，腓骨头前下方凹陷处。

丘墟
足外踝的前下方，在趾长伸肌腱的外侧凹陷处。

悬钟
在小腿外侧，于外踝尖上3寸，腓骨前缘。

操作

首先从足少阳胆经的阳陵泉开始，沿着小腿的外侧正中，经过悬钟，刮至丘墟。

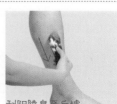

刮阳陵泉至丘墟

144

取穴

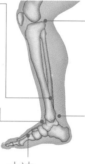

三阴交

在小腿内侧，内踝尖上3寸，胫骨内侧缘后际。

曲泉

在膝部，横纹内侧端，半腱肌肌腱、半膜肌肌腱前缘凹陷中。

中封

在踝区，内踝前下方，商丘与解溪连线上，胫骨前肌肌腱的内侧缘凹陷中。

太溪

在踝区，内踝尖与跟腱之间的凹陷中。

太冲

在足背，第1、2跖骨之间，跖骨底结合部前方凹陷处，在拇长伸肌腱外缘处。

操作

从足厥阴肝经的曲泉开始，沿着小腿的内侧，经三阴交、中封等，刮拭至太冲。对于踝关节附近的太溪，直接用刮痧板的角端进行点按即可。

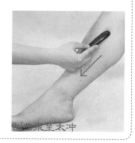

曲泉至太冲

风湿性关节炎

对背部的穴位进行刮拭，能营气卫血，祛除湿邪，濡养筋骨，从而起到通利关节和经络的作用。选用阿是穴有利于局部肢体功能的恢复。

方法一

取穴

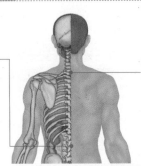

命门
在腰部，第2腰椎棘突下凹陷中。

大椎
在后正中线上，第7颈椎棘突下凹陷中。

操作

刮拭阿是穴，用力宜重。对背部督脉的穴位进行刮拭，从大椎刮至命门，一般用刮痧板的厚缘进行操作，用力不宜过大，以皮肤发红为度。

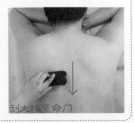

刮大椎至命门

方法二

取穴

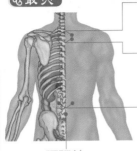

大杼
在背部脊柱区，第1胸椎棘突下，后正中线旁开1.5寸。

风门
在背部脊柱区，第2胸椎棘突下，后正中线旁开1.5寸。

肾俞
在腰部，第2腰椎棘突下，后正中线旁开1.5寸。

腰阳关
在腰部，在后正中线上，第4腰椎棘突下凹陷中。

操作

刮拭足太阳膀胱经的穴位大杼至肾俞，用力可稍重，沿着相关穴位刮拭三道，以皮肤变成紫红色或出现痧痕为度。疼痛明显、遇寒加重者，加刮风门、腰阳关。

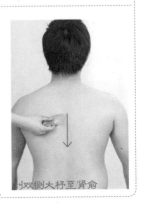

刮双侧大杼至肾俞

颈椎病

颈椎病乃气血阻滞所致，以足太阳、督脉两经脉为主，并影响其他经络循行，所以会出现头颈、背部及上下肢症状。通过刮痧，能疏通经络，活血止痛。

方法一

取穴

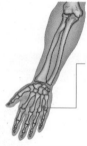

中渚
在手背部，无名指本节的后方，在第4、5掌骨凹陷中。

操作

用刮痧板的角端点按中渚，力度宜重，以局部感到酸麻胀痛、难以忍受为准，重复3～5次，每次持续15秒。

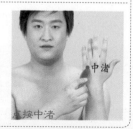

中渚

点按中渚

取穴

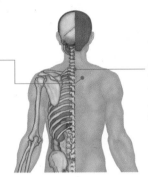

风门
在背部脊柱区，第2胸椎棘突下，后正中线旁开1.5寸。

大椎
在后正中线上，第7颈椎棘突下凹陷中。

操作

顺着经络循行方向刮拭大椎至风门，用刮痧板的厚缘进行，以皮肤出现均匀痧痕为度。

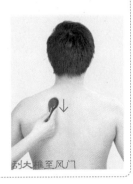

刮大椎至风门

149

腱鞘囊肿

从肩髎一直刮至合谷，有助于经脉的疏通和气血流行，从而起到消除囊肿的作用。

步骤一

取穴

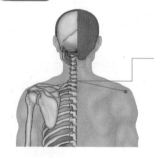

肩髎

在三角肌区，肩峰角与肱骨大结节两骨间凹陷中。

操作

沿上肢后外侧手阳明大肠经的循行方向刮拭肩髎，至皮肤出现痧痕为止。

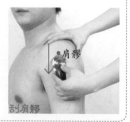

肩髎

刮肩髎

步骤二

取穴

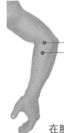

曲池

在肘横纹外侧端，屈肘，即尺泽与肱骨外上髁连线的中点。

手三里

在前臂背面桡侧，阳溪与曲池连线上，肘横纹下2寸。

阳溪

在腕背横纹桡侧，手拇指上翘起时，在拇短伸肌腱与拇长伸肌腱之间的凹陷处。

合谷

在手背，第1、2掌骨间，第2掌骨桡侧的中点处。

操作

刮拭曲池、手三里、阳溪至合谷。由腕背部指总伸肌腱处沿着指伸肌腱刮至患指。

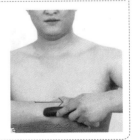

膝关节痛

犊鼻、鹤顶等属于局部取穴，有疏通局部经络，缓解疼痛的作用。

方法一

取穴

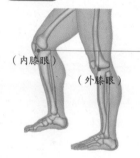

（内膝眼）

（外膝眼）

犊鼻

在膝前区，髌骨下缘，髌骨与髌韧带外侧凹陷中。在内侧称内膝眼，外侧称外膝眼。

操作

患侧犊鼻（外膝眼）一般用刮痧板的角端进行点按。

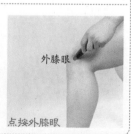

外膝眼

点按外膝眼

取穴

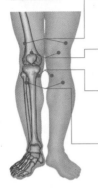

梁丘
在股前区，髌底上2寸，股外侧肌与股直肌肌腱之间。

鹤顶
在膝前区，髌底中点的上方凹陷中。

阴陵泉
在小腿内侧，胫骨内侧髁下缘与胫骨内侧缘之间的凹陷中。

足三里
在小腿外侧，犊鼻下3寸，犊鼻与解溪连线上。

操作

用刮痧板反复刮拭梁丘、鹤顶、患侧阴陵泉、足三里，至皮肤出现均匀痧痕为度。

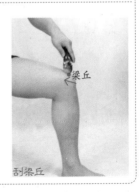

刮梁丘

肱骨内上髁炎

此病多由过劳导致气血虚弱、风寒湿邪入侵、经筋瘀阻所致，刮拭阿是穴及肩臂的穴位可温经散寒、活血通络。

步骤一

取穴

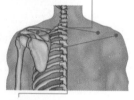

秉风

在肩胛区，肩胛冈上窝中点，天宗穴直上，举臂有凹陷处。

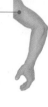

臂臑

在臂部，曲池与肩髃连线上，曲池上7寸，自然垂臂时，三角肌止点处。

肩髎

在三角肌区，肩峰角与肱骨大结节两骨间凹陷中。

操作

用较轻的力度触摸受伤局部，找到最痛点，即阿是穴，然后用刮痧板进行刮拭。再刮拭臂臑、肩髎、秉风等局部穴位。

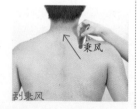

秉风

刮秉风

取穴

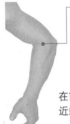

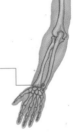

曲池
在肘横纹外侧端，屈肘，即尺泽与肱骨外上髁连线的中点。

养老
在前臂背面尺侧，尺骨小头近端桡侧凹陷中。

操作

顺着曲池、养老等所在经络的循行方向对其进行刮拭，用力宜重。

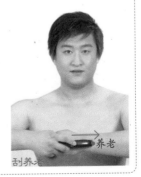

养老

刮养老

强直性脊柱炎

委中是膀胱经的合穴，阳陵泉是足少阳胆经的合穴，并为筋之会。大杼至小肠俞皆是足太阳膀胱经在背部的穴位，有疏通背部经络，缓解疼痛、痉挛的作用。

方法一

取穴

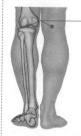

委中

在膝部，横纹中点，股二头肌腱与半腱肌肌腱的中间。

阳陵泉

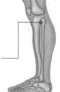

在小腿外侧，腓骨头前下方凹陷处。

操作

委中可配合三棱针点刺放血，阳陵泉用刮痧板的薄缘由肢体的近端刮至远端。

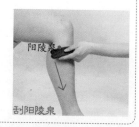

阳陵泉

刮阳陵泉

方法二

取穴

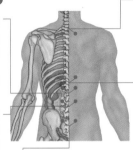

脾俞
在背部脊柱区，第11胸椎棘突下，后正中线旁开1.5寸。

肾俞
在腰部，第2腰椎棘突下，后正中线旁开1.5寸。

大杼
在背部脊柱区，第1胸椎棘突下，后正中线旁开1.5寸。

肝俞
在背部脊柱区，第9胸椎棘突下，后正中线旁开1.5寸。

小肠俞
在骶部，横平第1骶后孔，骶正中嵴旁开1.5寸。

操作

从大杼开始，依次对肝俞、脾俞、肾俞、小肠俞进行刮拭，一般用刮痧板的厚缘进行操作。

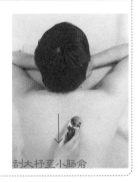

刮大杼至小肠俞

肩周炎

　　顺着经络的循行方向刮曲池、外关，可扶正祛邪，调和气血，配合刮拭阿是穴，即可缓解肩周炎症状。

方法

取穴

曲池
在肘横纹外侧端，屈肘，即尺泽与肱骨外上髁连线的中点。

外关
在前臂后区，阳池与肘尖的连线上，腕背侧远端横纹上2寸，尺骨与桡骨之间。

操作

　　按照常规方法刮拭阿是穴、曲池及外关，刮拭曲池至外关时用力宜重，以皮肤发红为度。

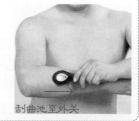

刮曲池至外关

雀 斑

本病的病理机制是先天肾水不足，阴虚火邪上炎，日晒热毒内蕴，郁于皮内。要选能滋阴补肾的穴位。

方 法

取穴

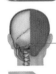

风池

在颈后区枕骨之下，胸锁乳突肌上端与斜方肌上端之间的凹陷中。

上廉

在前臂背面桡侧，阳溪与曲池连线上，肘横纹下3寸。

下廉

在前臂背面桡侧，阳溪与曲池连线上，肘横纹下4寸。

悬钟

在小腿外侧，于外踝尖上3寸，腓骨前缘。

操作

对上廉至下廉、悬钟、风池进行刮拭，直到皮肤出现痧痕或变成紫红色，然后进行点刺放血。

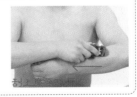

皮肤瘙痒

皮肤瘙痒多由血虚生风所致。膈俞可补血养血。三阴交为足三阴经之交会穴，能滋补肝肾，健脾生血。刮拭曲池、手三里，善除血分之风燥而止痒。

方法一

取穴

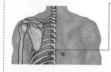

膈俞
在背部脊柱区，第7胸椎棘突下，后正中线旁开1.5寸。

三阴交
在小腿内侧，内踝尖上3寸，胫骨内侧缘后际。

操作

膈俞用刮痧板的厚缘进行刮拭，用力不宜太重。三阴交要沿着足太阴脾经的循行方向进行操作。

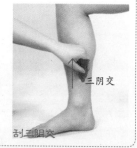

三阴交

刮三阴交

取穴

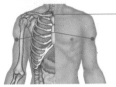

治痒

正坐或仰卧位，手腕放下时，从肩膀凹洼，以垂直线而下，该线与乳头的水平线相交处。

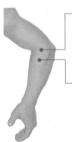

曲池

在肘横纹外侧端，屈肘，即尺泽与肱骨外上髁连线的中点。

手三里

在前臂背面桡侧，阳溪与曲池连线上，肘横纹下2寸。

操作

以刮痧板的薄缘刮拭双侧曲池至手三里、治痒，用泻法，以皮肤变成紫红色或出现痧痕为度。

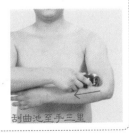

刮曲池至手三里

黄褐斑

黄褐斑与肝、脾、肾三脏密切相关，而气血瘀阻、气血不足、水湿上泛为其主要病因，治疗上应从疏肝、健脾等多角度出发。

步骤一

取穴

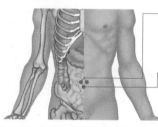

中注
在下腹部，脐中下1寸，前正中线旁开0.5寸。

气海
在下腹部，前正中线上，在脐中下1.5寸。

操作

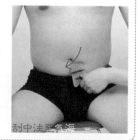

用刮痧板的厚缘沿着由上至下的顺序刮拭中注至气海。

刮中注至气海

取穴

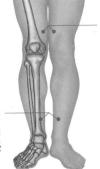

血海

在股前区，髌底内侧端上2寸，股内侧肌隆起处。

三阴交

在小腿内侧，内踝尖上3寸，胫骨内侧缘后际。

操作

用刮痧板的厚缘沿着从下到上的顺序刮拭三阴交至血海。

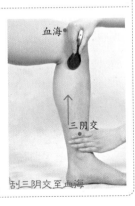

血海

三阴交

刮三阴交至血海

湿 疹

皮肤病与肺经有关，肺经又与大肠经相表里。如果大肠经不通，毒素就表现在皮肤毛发上，所以应刮拭大肠经上的穴位，如阴包、阴廉、足五里。

步骤一

取穴

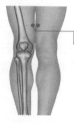

阴包

在股前区，股骨内上髁上4寸，股内肌与缝匠肌之间。

操作

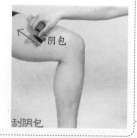

刮阴包

先用刮痧板在阴包自下而上轻刮20次。

取穴

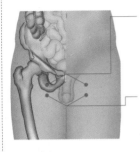

阴廉
在股前区，于气冲直下2寸，大腿根部，耻骨结节下方，长收肌的内侧缘。

足五里
在股前区，于气冲直下3寸，动脉搏动处。

操作

用常规方法刮拭阴廉、足五里，刮痧完毕后亦可结合针刺方法操作。

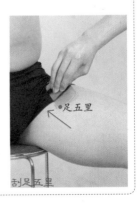

•足五里

刮足五里

荨麻疹

三阴交配血海为治疗荨麻疹的经验穴。足三里与臂臑为阳明经多气多血之穴，而风市为风出入之门户。肺俞、肝俞、脾俞、内关则可以调理脏腑，增强抵抗力，从而改善荨麻疹的症状。

方法一

取穴

血海

在股前区，髌底内侧端上2寸，股内侧肌隆起处。

足三里

在小腿外侧，犊鼻下3寸，犊鼻与解溪连线上。

风市

在大腿外侧部的中线上，在横纹上7寸，股外侧肌与股二头肌之间。

三阴交

在小腿内侧，内踝尖上3寸，胫骨内侧缘后际。

操作

用常规方法刮拭三阴交、血海、风市、足三里。

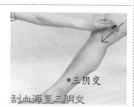

·三阴交
刮血海至三阴交

方法二

取穴

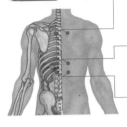

肺俞

在背部脊柱区，第3胸椎棘突下，后正中线旁开1.5寸。

肝俞

在背部脊柱区，第9胸椎棘突下，后正中线旁开1.5寸。

脾俞

在背部脊柱区，第11胸椎棘突下，后正中线旁开1.5寸。

臂臑

在臂部，曲池与肩髃连线上，曲池上7寸，自然垂臂时，三角肌止点处。

内关

在前臂掌侧，曲泽与大陵的连线上，腕掌侧远端横纹上2寸，掌长肌腱与桡侧腕屈肌腱之间。

操作

如果手、腰、背部痒并有红肿，先对臂臑、内关、肝俞、脾俞、肺俞进行刮拭。再相应地刮拭阿是穴3分钟。

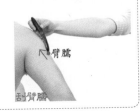

刮臂臑

带状疱疹

外关能疏利少阳经气，泻表之火毒，肝经的原穴太冲配胆经的侠溪，能清泻肝胆的郁火。曲泉可清利肝经湿热，血海泻热化湿，祛瘀止痛。

步骤一

取穴

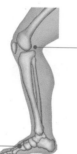

太冲

在足背，第1、2跖骨之间，跖骨底结合部前方凹陷处，在拇长伸肌腱外缘处。

曲泉

在膝部，横纹内侧端，半腱肌肌腱、半膜肌腱前缘凹陷中。

操作

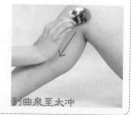

从近端向远端刮拭曲泉至太冲。

刮曲泉至太冲

168

取穴

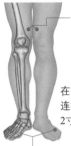

血海

在股前区，髌底内侧端上2寸，股内侧肌隆起处。

外关

在前臂后区，阳池与肘尖的连线上，腕背侧远端横纹上2寸，尺骨与桡骨之间。

侠溪

在足背外侧，在第4、5趾间，趾蹼缘后方赤白肉际处。

操作

按常规方法刮拭外关、侠溪、血海。兼有瘀血阻络者，可根据病情配以刮拭阿是穴。

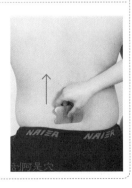

刮阿是穴

银屑病

　　银屑病主要由气血阴滞、风邪入侵而引起，曲池能振奋阳明经气，配三阴交健运中焦，以滋气血之源；佐以血海、膈俞养血活血，气血旺盛则风燥自灭。

方法一

取穴

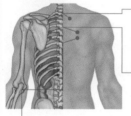

大杼

在背部脊柱区，第1胸椎棘突下，后正中线旁开1.5寸。

膏肓

在背部脊柱区，第4胸椎棘突下，后正中线旁开3寸。

神堂

在背部脊柱区，第5胸椎棘突下，后正中线旁开3寸。

操作

　　重刮大杼至膏肓、神堂3～5分钟。

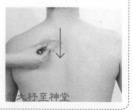

刮大杼至神堂

方法二

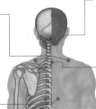

肩井
在肩上，前直乳中，在大椎与肩峰端连线的中点上。

风池
在颈后区枕骨之下，胸锁乳突肌上端与斜方肌上端之间的凹陷中。

大椎
在后正中线上，第7颈椎棘突下凹陷中。

膈俞
在背部脊柱区，第7胸椎棘突下，后正中线旁开1.5寸。

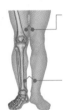

血海
在股前区，髌底内侧端上2寸，股内侧肌隆起处。

三阴交
在小腿内侧，内踝尖上3寸，胫骨内侧缘后际。

曲池
在肘横纹外侧端，屈肘，即尺泽与肱骨外侧髁连线的中点处。

操作

用常规方法刮拭曲池、三阴交、血海、膈俞，重刮风池至肩井、大椎3～5分钟。

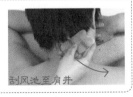

刮风池至肩井

171

过敏性紫癜

此病相当于中医的血证，治疗时要从补益脾胃、凉血止血出发。血海是治疗血证的要穴，合谷又有泻热的作用，而三阴交能扶助正气，皆有助于本病。

步骤一

取穴

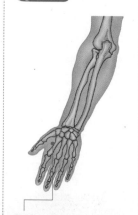

合谷

在手背，第1、2掌骨间，第2掌骨桡侧的中点处。

操作

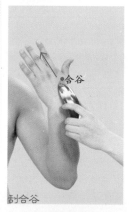

刮合谷

刮合谷要逆着手阳明大肠经的循行刮拭，用力要稍重。

取穴

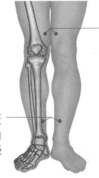

血海
在股前区，髌底内侧端上2寸，股内侧肌隆起处。

三阴交
在小腿内侧，内踝尖上3寸，胫骨内侧缘后际。

操作

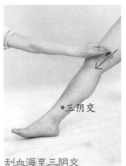

刮拭血海至三阴交，遇到骨头的时候，用力宜轻。

·三阴交

刮血海至三阴交

白癜风

此病与肺、肾、膀胱三脏有关，所以治疗时取肺俞、大肠俞、肾俞、膀胱俞及肺经的侠白、肾经的复溜、大肠经的上廉和下廉、膀胱经的合阳等穴。

方法一

取穴

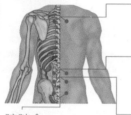

肺俞
在背部脊柱区，第3胸椎棘突下，后正中线旁开1.5寸。

肾俞
在腰部，第2腰椎棘突下，后正中线旁开1.5寸。

大肠俞
在腰部，第4腰椎棘突下，后正中线旁开1.5寸。

膀胱俞
在骶部，横平第2骶后孔，骶正中嵴旁开1.5寸。

操作

手持刮痧板，使刮痧板与皮肤呈45°，用适当的力量由上往下刮背部穴位，如肾俞、大肠俞等。

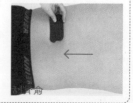
刮肾俞

174

方法二

取穴

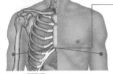

侠白

在臂内侧面，肱二头肌桡侧缘，腋前纹头下4寸或肘横纹上5寸。

上廉

在前臂背面桡侧，阳溪与曲池连线上，肘横纹下3寸。

下廉

在前臂背面桡侧，阳溪与曲池连线上，肘横纹下4寸。

复溜

在小腿内侧，太溪直上2寸，跟腱的前方。

合阳

在小腿后区，于横纹下2寸，腓肠肌内、外侧头之间。

操作

按从近端至远端的顺序刮四肢的穴位，如上廉等，直至皮肤表皮变成红色或出现暗红色瘀点为止。

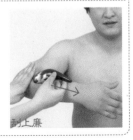

刮上廉

丹 毒

治疗丹毒时一方面要通过身柱、大椎疏通气血，促进血液的通行，另一方面要清热解毒，用曲池、合谷、委中、行间等进行放血治疗，有助于邪毒的外泄。

方法一

取穴

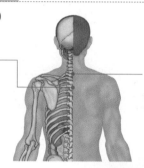

身柱
在背部脊柱区，第3胸椎棘突下凹陷中。

大椎
在后正中线上，第7颈椎棘突下凹陷中。

操作

刮拭大椎至身柱，以局部皮肤发红甚至变成紫红色为度，刮拭时不要强求出痧。

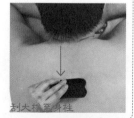

刮大椎至身柱

方法二

取穴

曲池

在肘横纹外侧端，屈肘，即尺泽与肱骨外上髁连线的中点。

合谷

在手背，第1、2掌骨间，第2掌骨桡侧的中点处。

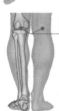

委中

在膝部，横纹中点，股二头肌腱与半腱肌肌腱的中间。

行间

在足背，第1、2趾之间，趾蹼缘的后方赤白肉际处。

操作

曲池、合谷、患侧委中、行间等穴在刮拭以后可以采用三棱针点刺放血，以血色由紫黑转为红色为度。

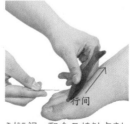

刮行间，配合三棱针点刺

　　攒竹、瞳子髎、睛明属于局部取穴，可以疏通局部的气血，而承泣为治疗眼疾的特效穴，光明能调补肝胆起到明目的作用，配以风池以疏风通络。

步骤一

取穴

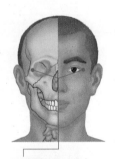

瞳子髎

在面部，目外眦外侧，眶骨外侧缘凹陷中。

操作

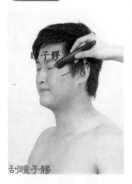

瞳子髎

刮瞳子髎

　　用刮痧板刮拭瞳子髎时，常顺着经络的循行方向由前向后刮拭，用力宜轻。

取穴

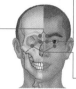

攒竹

在面部，眉头凹陷中，眶上切迹处。

睛明

在面部，目内眦角稍上方的凹陷中。

承泣

在面部，眼球与眶下缘之间，瞳孔直下。

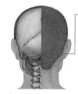

风池

在颈后区枕骨之下，胸锁乳突肌上端与斜方肌上端之间的凹陷中。

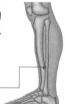

光明

在小腿外侧，于外踝尖上5寸，腓骨前缘。

操作

刮拭承泣，顺着经络的循行方向由上至下进行，用力宜轻。然后用刮痧板的角端点按面部的攒竹、睛明，再刮后头部的风池，最后刮拭下肢外侧的光明，以局部皮肤发红为度。

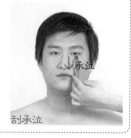

承泣

刮承泣

耳鸣耳聋

翳风、听会、耳门、听宫属于局部取穴，有聪耳的作用。风池有升举通窍的作用，而外关是手少阳三焦经的穴位，其经脉入耳中，也可用于治疗耳部疾病。

方法一

取穴

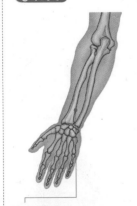

外关

在前臂后区，阳池与肘尖的连线上，腕背侧远端横纹上2寸，尺骨与桡骨之间。

操作

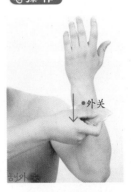

刮外关

外关用常规方法刮拭，亦可用刮痧板角端进行点按。

方法二

取穴

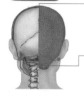

风池
在颈后区枕骨之下，胸锁乳突肌上端与斜方肌上端之间的凹陷中。

翳风
在颈部，位于耳垂后方，乳突下端前方的凹陷处。

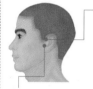

耳门
在耳区，耳屏上切迹与下颌骨髁突之间的凹陷中。

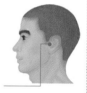

听会
在面部，耳屏间切迹与下颌骨髁突之间的凹陷中。

听宫
在面部，耳屏前，下颌骨髁状突的后方，张口有凹陷处。

操作

刮拭翳风、风池、听宫、听会、耳门等穴，每穴3分钟。刮拭听宫时用力宜轻，以局部皮肤变红为度。

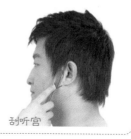

刮听宫

麦粒肿

合谷有疏风清热、调和营卫的作用；天井可以通达三焦气机，以助解表清热；配合风池、曲池能疏散肝经风热以治疗目疾。刺少泽出血，可清热解毒。

步骤一

取穴

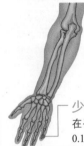

风池

在颈后区枕骨之下，胸锁乳突肌上端与斜方肌上端之间的凹陷中。

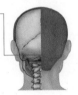

少泽

在手指，小指末节尺侧，指甲根角侧上方0.1寸（指寸）。

操作

先刮头部的风池。再刮少泽，刮拭完毕后可配合三棱针进行点刺放血，以血色由紫转红为宜。

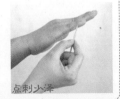

点刺少泽

步骤二

取穴

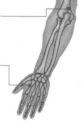

天井

在臂外侧，屈肘时，肘尖上1寸的凹陷中。

合谷

在手背，第1、2掌骨间，第2掌骨桡侧的中点处。

曲池

在肘横纹外侧端，屈肘，即尺泽与肱骨外上髁连线的中点。

操作

刮上肢的合谷、曲池、天井，刮拭的时候力度宜大，并可配合点按或按摩的手法。

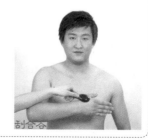

刮合谷

慢性鼻炎

治本病时，一方面要局部选穴，以助于疏通经络气血，另一方面还可以选用上星、尺泽、合谷及肺俞至脾俞来补益脾肺，调理全身气机。

方法一

❂ 取穴

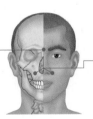

印堂
在面部，两眉毛内侧端的中间凹陷处。

迎香
在面部，在鼻翼的外缘中点旁，鼻唇沟中。

❂ 操作

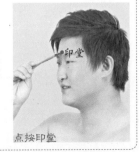

　　印堂、迎香用刮痧板的角端进行点按，刮拭时应以局部皮肤有酸胀感为度。

点按印堂

184

方法二

取穴

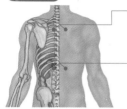

肺俞

在背部脊柱区，第3胸椎棘突下，后正中线旁开1.5寸。

脾俞

在背部脊柱区，第11胸椎棘突下，后正中线旁开1.5寸。

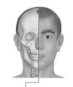

尺泽

在肘区，肘横纹上，肱二头肌腱桡侧缘凹陷中。

合谷

在手背，第1、2掌骨间，第2掌骨桡侧的中点处。

上星

在头部，前发际正中直上1寸。

操作

刮拭上星、肺俞至脾俞，要顺着足太阳膀胱经的经络，用力宜轻，属补法。对于尺泽、合谷可以在刮拭后三棱针点刺放血，以血色转红为度。

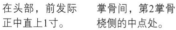

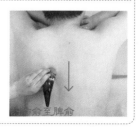

刮拭肺俞至脾俞

过敏性鼻炎

耳和髎与迎香都是面部的穴位，而且迎香是治疗鼻部疾病的特效穴。上迎香是经外奇穴，亦是治疗鼻塞的常用穴位。刮风府至大椎能够提高抗病能力。

方法一

☙ 取穴

迎香

在面部，在鼻翼的外缘中点旁，鼻唇沟中。

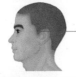

耳和髎

在头部，鬓发后缘，平耳廓根的前方，颞浅动脉的后缘。

☙ 操作

用常规方法刮拭耳和髎至迎香，用力宜轻。

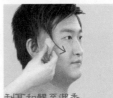

刮耳和髎至迎香

取穴

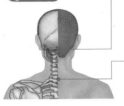

风府

在颈后区，后发际正中直上1寸处，枕外隆凸直下，两侧斜方肌之间凹陷中。

大椎

在后正中线上，第7颈椎棘突下凹陷中。

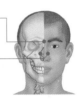

印堂

在面部，两眉毛内侧端的中间凹陷处。

上迎香

在面部，鼻翼软骨与鼻甲的交界处，近鼻唇沟上端凹陷处。

操作

刮拭印堂、上迎香、风府至大椎，皆按照从上到下的方向反复进行。刮拭风府至大椎的时候要用刮痧板的厚缘。

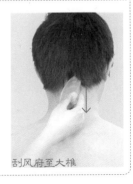

刮风府至大椎

慢性咽炎

本病属中医"喉痹"范畴，多因肺热、胃火所致，此外，肾阴亏虚也会导致该病发生。可选取心俞、肾俞、气海、关元、太冲、神门等穴对症治疗。

步骤一

取穴

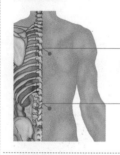

心俞
在背部脊柱区，第5胸椎棘突下，后正中线旁开1.5寸。

肾俞
在腰部，第2腰椎棘突下，后正中线旁开1.5寸。

操作

患者采用坐位，沿着经络循行的方向，刮拭心俞至肾俞。

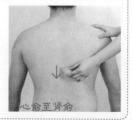

刮心俞至肾俞

取穴

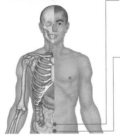

气海

在下腹部，前正中线上，在脐中下1.5寸。

关元

在下腹部，前正中线上，在脐中下3寸。

太冲

在足背，第1、2跖骨之间，跖骨底结合部前方凹陷处，在拇长伸肌腱外缘处。

神门

在腕前区，腕掌侧远端横纹尺侧端，尺侧腕屈肌腱的桡侧缘。

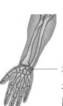

操作

腹部穴位按照气海至关元的顺序刮拭。刮拭神门要顺着经络的方向，而刮拭太冲则要逆着经络的方向操作，即刮向足部的远端。

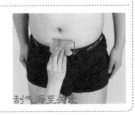

刮气海至关元

结膜炎

本病因风热邪毒外袭，上攻于目所致，用外关、合谷可以促进热邪外泄，进而清热解毒。太阳亦有祛邪之效，配合眼睛周围的穴位，共同起到明目的作用。

步骤一

取穴

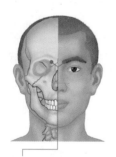

攒竹

在面部，眉头凹陷中，眶上切迹处。

操作

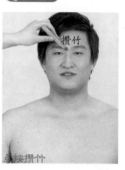

点按攒竹

用刮痧板的角端点按攒竹36下，以局部皮肤发红为度，点按力度不宜过大，以身体能够耐受为度。

取穴

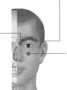

丝竹空

在面部，额骨颧突外缘，眉梢凹陷中。

睛明

在面部，目内眦角稍上方的凹陷中。

四白

在面部，瞳孔直下，平鼻翼下缘，眶下孔处。

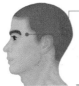

太阳

在头部，眉梢与目外眦之间，向后约1横指处。

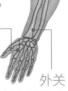

合谷

在手背，第1、2掌骨间，第2掌骨桡侧的中点处。

外关

在前臂后区，阳池与肘尖的连线上，腕背侧远端横纹上2寸，尺骨与桡骨之间。

操作

用刮痧板的角端点按合谷36下，以局部皮肤发红为度。然后刮拭四白、太阳、丝竹空各3分钟，用刮痧板的厚缘进行操作，最后刮拭外关、睛明各15分钟。

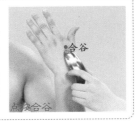

点按合谷

视神经萎缩

本病的病因病机主要为肝肾精血亏虚，或脾肾阳虚，精激不化所致，所以在治疗的时候应选用攒竹、丝竹空、太阳、承泣等可以起到明目效果的穴位。

步骤一

取穴

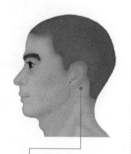

翳明

在颈部，翳风穴后1寸。

操作

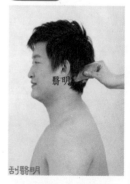

刮翳明

翳明用刮痧板的厚缘进行操作，用力可稍重，以局部有酸胀感为度。

取穴

丝竹空

在面部，额骨颧突外缘，眉梢凹陷中。

攒竹

在面部，眉头凹陷中，眶上切迹处。

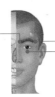

承泣

在面部，眼球与眶下缘之间，瞳孔直下。

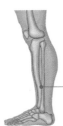

太阳

在头部，眉梢与目外眦之间，向后约1横指处。

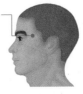

光明

在小腿外侧，于外踝尖上5寸，腓骨前缘。

操作

对光明、太阳等穴位进行刮拭，在刮拭攒竹、丝竹空、承泣的时候亦可用刮痧板的角端进行点按，重复2～3次。

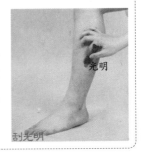

光明

刮光明

青光眼

本病所选用的睛明、攒竹、鱼腰等穴皆在眼睛的周围，属局部取穴，有明目的功效。

步骤一

取穴

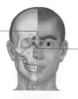

攒竹
在面部，眉头凹陷中，眶上切迹处。

睛明
在面部，目内眦角稍上方的凹陷中。

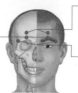

阳白
在头部，瞳孔直上，眉上1寸。

丝竹空
在面部，额骨颧突外缘，眉梢凹陷中。

鱼腰
在额部，瞳孔直上，眉毛正中。

操作

对睛明、攒竹、鱼腰、阳白、丝竹空进行刮拭，鱼腰可配合点按。刮拭阳白的时候，沿着从下至上的方向进行。

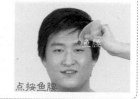

点按鱼腰

取穴

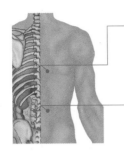

膈俞

在背部脊柱区，第7胸椎棘突下，后正中线旁开1.5寸。

肾俞

在腰部，第2腰椎棘突下，后正中线旁开1.5寸。

操作

兼有脾胃虚弱，正气不足者，可加刮膈俞至肾俞，宜尽量延长刮拭的范围，以局部皮肤出现痧痕为度。

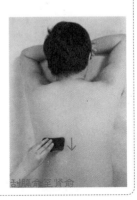

刮膈俞至肾俞

白内障

膈俞是治疗血证的要穴，配合眼部的承泣，可改善此病症状。而用肝俞、风门、身柱等穴可以扶正祛邪、疏散风热。

方法一

取穴

承泣

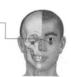

在面部，眼球与眶下缘之间，瞳孔直下。

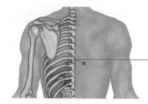

膈俞

在背部脊柱区，第7胸椎棘突下，后正中线旁开1.5寸。

操作

膈俞用刮痧板的厚缘进行刮拭，承泣可用刮痧板的角端进行点按。

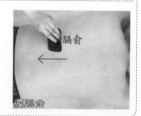

膈俞

刮膈俞

方法二

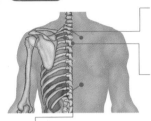

风门

在背部脊柱区，第2胸椎棘突下，后正中线旁开1.5寸。

身柱

在背部脊柱区，第3胸椎棘突下凹陷中。

肝俞

在背部脊柱区，第9胸椎棘突下，后正中线旁开1.5寸。

操作

沿着足太阳膀胱经在背部的循行路线，从风门经身柱刮至肝俞，用刮痧板的厚缘进行刮拭，用力不宜太重，以皮肤发红甚至变紫为度。

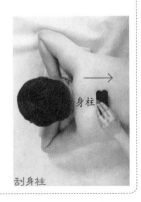

刮身柱

月经不调

行间配肝俞能泄肝火而疏气滞；血海、地机可以和营清热而调子宫；三阴交能疏肝益肾，健脾统血。刮拭以上诸穴，可调理气血，改善月经不调症状。

步骤一

取穴

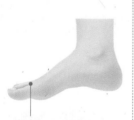

行间
在足背，第1、2趾之间，趾蹼缘的后方赤白肉际处。

操作

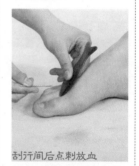

刮行间后点刺放血

行间既可用刮痧板的厚缘刮拭，也可用刮痧板的角端进行点按，一般在刮拭后点刺放血。

步骤二

取穴

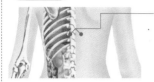

肝俞
在背部脊柱区，第9胸椎棘突下，后正中线旁开1.5寸。

地机
在小腿内侧，阴陵泉下3寸，胫骨内侧缘后际。

三阴交
在小腿内侧，内踝尖上3寸，胫骨内侧缘后际。

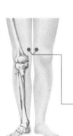

血海
在股前区，髌底内侧端上2寸，股内侧肌隆起处。

操作

对地机、血海、三阴交、肝俞进行刮拭，直到皮肤变红，地机、血海需用刮痧板的厚缘沿着由近端至远端的方向刮拭。

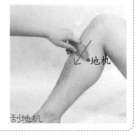

刮地机

痛经

　　气海有回生气、温下元、振肾阳的作用。天枢与气海相配，有利于调整气机。足三里可补益脾胃，充足气血。气血通畅则可改善痛经。

方法一

　　取穴

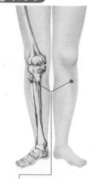

足三里
在小腿外侧，犊鼻下3寸，犊鼻与解溪连线上。

　　操作

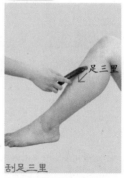

刮足三里

　　刮拭足三里，应由上至下刮，采用补法。

取穴

气海

在下腹部，前正中线上，在脐中下1.5寸。

天枢

在腹部，横平脐中，前正中线旁开2寸。

操作

刮拭气海和天枢，刮拭天枢用力宜轻，逆着足阳明胃经的循行操作，属平补平泻的方法。

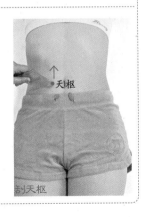

刮天枢

不孕症

子宫可调经种子，理气止痛。曲骨有利肾培元、调经止带之效。中极是膀胱的募穴，有助于调理下焦的气机。

取穴

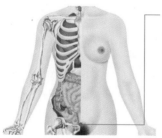

曲骨
在下腹部，在前正中线上，耻骨联合上缘的中点处。

操作

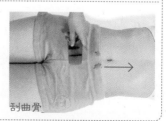

取仰卧位，用刮痧板厚缘刮拭曲骨。

刮曲骨

取穴

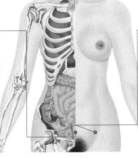

中极
在下腹部，前正中线上，在脐中下4寸。

子宫
在下腹部，脐中下4寸，前正中线旁开3寸。

操作

取仰卧位，用常规方法对中极、子宫进行刮拭。

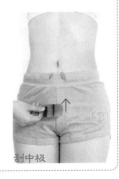

刮中极

更年期综合征

后溪有泻心火、壮阳气的作用。肾俞、三阴交、大椎、足三里等穴位能补益更年期女性的肝、脾、肾之阴，延缓患者阴精的散失。而神门属手少阴心经的穴位，有养心安神的作用。

步骤一

取穴

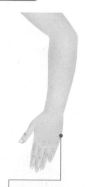

后溪
在手内侧，第5掌指关节尺侧近端赤白肉际凹陷中。

操作

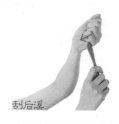

刮后溪

刮拭后溪时可以沿着手太阳小肠经的方向进行，力度可轻，属平补平泻的方法。

取穴

大椎

在后正中线上，第7颈椎棘突下凹陷中。

肾俞

在腰部，第2腰椎棘突下，后正中线旁开1.5寸。

神门

在腕前区，腕掌侧远端横纹尺侧端，尺侧腕屈肌腱的桡侧缘。

足三里

在小腿外侧，犊鼻下3寸，犊鼻与解溪连线上。

三阴交

在小腿内侧，内踝尖上3寸，胫骨内侧缘后际。

操作

用刮痧板刮拭肾俞、三阴交、神门、足三里、大椎，用力宜重，尤其是大椎，以皮肤变成紫红色或者出现痧痕为度。

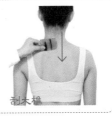

刮大椎

乳腺小叶增生

膻中属患部取穴。合谷、外关为调理气血之要穴，两穴同用可以达到疏通气机，调理气血之功，气血通则肿消结散，经调则痛止。

取穴

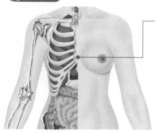

膻中

在胸部，前正中线上，平第4肋间，两乳头连线的中点。

操作

对膻中要逆着任脉的循行从上至下进行刮拭。

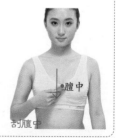

刮膻中

206

取穴

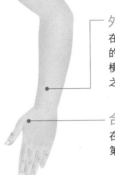

外关
在前臂后区，阳池与肘尖
的连线上，腕背侧远端
横纹上2寸，尺骨与桡骨
之间。

合谷
在手背，第1、2掌骨间，
第2掌骨桡侧的中点处。

操作

对合谷要顺着手阳明
大肠经的循行方向由远端
刮拭至近端，以局部皮肤
发红为度。伴有胸闷困痛
者，加刮外关。

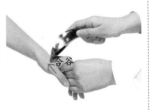

刮合谷

闭 经

气海能通调冲任二脉，宣通涩滞，调理气机以帅血行；关元能温补下元，散寒活血；配三阴交可疏肝脾肾三经之气，活血通滞调经。

步骤一

取穴

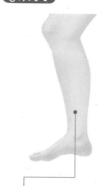

三阴交

在小腿内侧，内踝尖上3寸，胫骨内侧缘后际。

操作

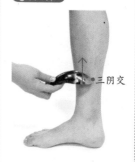

刮拭三阴交

刮拭三阴交要沿着足太阴脾经的循行方向进行操作。

步骤二

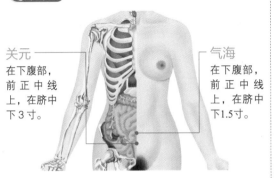

关元
在下腹部,
前正中线
上,在脐中
下3寸。

气海
在下腹部,
前正中线
上,在脐中
下1.5寸。

操作

　　逆着任脉的方向,由
气海刮至关元,以皮肤变
红或者出现痧点为度。

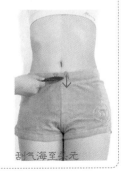

刮气海至关元

崩 漏

公孙为八脉交会之穴，配合列缺，能固冲止血；太冲为肝经原穴，可调理气血。中极属任脉经穴，通于子宫，可疏通胞脉。

步骤一

取穴

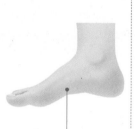

公孙

在跖区，第1跖骨底的前下缘赤白肉际处。

操作

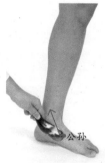

刮公孙

刮公孙要顺着经络的方向，以皮肤颜色变成紫红色或出现痧点为度。

步骤二

取穴

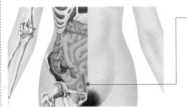

中极

在下腹部，前正中线上，在脐中下4寸。

太冲

在足背，第1、2跖骨之间，跖骨底结合部前方凹陷处，在拇长伸肌腱外缘处。

列缺

在前臂桡侧缘，桡骨茎突上方，腕横纹上1.5寸，肱桡肌与拇长展肌腱之间。

操作

对太冲、列缺、中极进行刮拭，直到皮肤变红。刮拭太冲是顺着足厥阴肝经的方向，以补法为主。

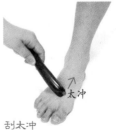

刮太冲

外阴瘙痒

　　痒自风来，而肝易生风，刮拭太冲能疏肝通络，有助于祛风止痒。阴廉是用于治疗外阴瘙痒的要穴，属于局部取穴法。三阴交能补益肝、肾、脾三脏。

方法一

◎取穴

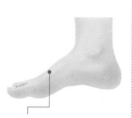

太冲

在足背，第1、2跖骨之间，跖骨底结合部前方凹陷处，在拇长伸肌腱外缘处。

◎操作

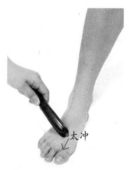

刮太冲

　　刮拭太冲要逆着足厥阴肝经的方向，用力不宜过重。

取穴

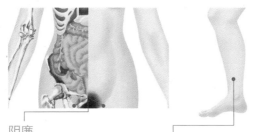

阴廉

在股前区，于气冲直下2寸，大腿根部，耻骨结节下方，长收肌的内侧缘。

三阴交

在小腿内侧，内踝尖上3寸，胫骨内侧缘后际。

操作

刮拭阴廉应该顺着足厥阴肝经的循行方向由下至上进行，力度不能太重。然后重刮三阴交，以局部皮肤变成紫红或出现瘀痕为度。亦可从近端至远端，从阴廉一直刮拭至三阴交。

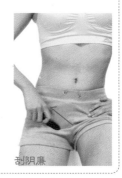

刮阴廉

带下病

带脉是治疗带下病的要穴，三阴交是肝、脾、肾三脏经脉的交会穴，配合阴陵泉，可健脾强肾，从而治疗脾肾虚弱而引起的带下病。中极有助于调理下焦的气机。

方法一

❦取穴

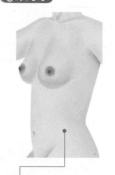

带脉

在侧腹部，章门下1.8寸，第11肋游离端下方的垂线与脐水平线的交点上。

❦操作

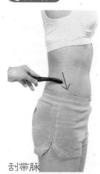

刮带脉

刮拭带脉的时候沿着经络的方向，以补法为主。

214

方法二

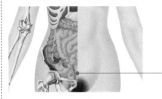

中极

在下腹部，前正中线上，在脐中下4寸。

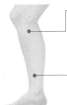

阴陵泉

在小腿内侧，胫骨内侧髁下缘与胫骨内侧缘之间的凹陷中。

三阴交

在小腿内侧，内踝尖上3寸，胫骨内侧缘后际。

操作

三阴交亦以补法为主，顺着足太阴脾经的循行方向从远端至近端刮拭。湿热下注者，加刮中极、阴陵泉。

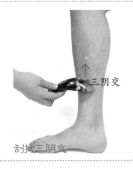

刮拭三阴交

慢性盆腔炎

　　水道、归来、关元、肾俞、上髎、次髎等穴是补肾益精的重要穴位，有助调理人体下焦的气机。

方法一

取穴

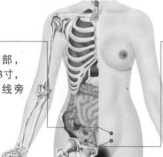

水道
在下腹部，脐中下3寸，前正中线旁开2寸。

归来
在下腹部，脐中下4寸，前正中线旁开2寸。

操作

　　对阿是穴进行点按，以能耐受为度，直至皮肤发红。刮水道至归来，由上至下进行。

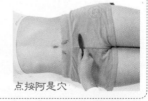

点按阿是穴

取穴

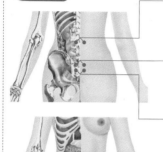

肾俞
在腰部，第2腰椎棘突下，后正中线旁开1.5寸。

上髎
在骶部，正对第1骶后孔中。

次髎
在骶部，正对第2骶后孔中。

关元
在下腹部，前正中线上，在脐中下3寸。

操作

刮上髎至次髎要由上至下进行。关元、肾俞则用常规方法刮拭。

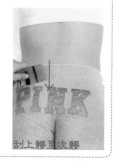

刮上髎至次髎

217

子宫脱垂

百会、气海有提升阳气，维持脏腑使其保持在原有位置的作用。关元和三阴交有补肾益精、扶助正气的作用。

步骤一

取穴

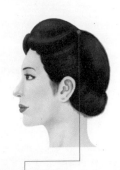

百会
在头部，前发际正中直上5寸。

操作

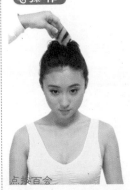

点按百会

在刮拭百会的时候直接用刮痧板的角端进行点按即可。

取穴

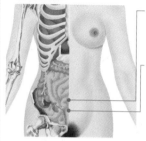

气海

在下腹部，前正中线上，在脐中下1.5寸。

关元

在下腹部，前正中线上，在脐中下3寸。

三阴交

在小腿内侧，内踝尖上3寸，胫骨内侧缘后际。

操作

沿着身体前部正中线从关元刮至气海，用力宜轻，使用补法；刮拭三阴交时，要逆着足太阴脾经的经络，用力宜轻，属于平补平泻的方法。

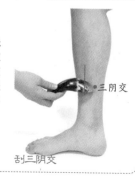

三阴交

刮三阴交

219

产后缺乳

　　少泽为治乳少常用穴位；足三里、脾俞补益脾胃，化生气血；乳根为足阳明胃经穴，可疏通阳明经气以催乳；膻中为气会穴，可调气催乳。

脾俞

在背部脊柱区，第11胸椎棘突下，后正中线旁开1.5寸。

膻中

在胸部，前正中线上，平第4肋间，两乳头连线的中点。

乳根

在胸部，第5肋间隙，距前正中线4寸。

操作

　　先刮背部脾俞，接着刮胸部膻中、乳根。

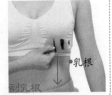

乳根

刮乳根

步骤二

取穴

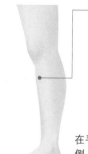

足三里

在小腿外侧，犊鼻下3寸，犊鼻与解溪连线上。

少泽

在手指，小指末节尺侧，指甲根角侧上方0.1寸。

操作

再刮手指的少泽，最后刮下肢足三里。少泽亦可用刮痧板角端点按。

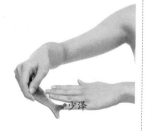

点按少泽

产后身痛

内关、足三里、三阴交能补益肝、脾、肾三脏，以增强机体的抗病能力。肩髃、环跳能疏通局部的气血，缓解疼痛。风门能祛邪解表，祛除致病因素。

步骤一

取穴

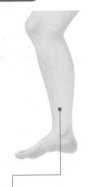

三阴交

在小腿内侧，内踝尖上3寸，胫骨内侧缘后际。

操作

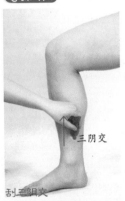

三阴交

刮三阴交

刮拭三阴交用力宜轻，属补法。

取穴

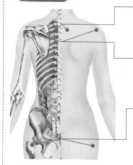

风门

在背部脊柱区，第2胸椎棘突下，后正中线旁开1.5寸。

肩髎

在三角肌区，肩峰角与肱骨大结节两骨间凹陷中。

环跳

在股外侧部，侧卧屈股，在股骨大转子最凸点与骶管裂孔连线的外1/3与中1/3交点处。

足三里

在小腿外侧，犊鼻下3寸，犊鼻与解溪连线上。

内关

在前臂掌侧，曲泽与大陵的连线上，腕掌侧远端横纹上2寸，掌长肌腱与桡侧腕屈肌腱之间。

操作

内关、足三里用刮痧板的角端进行点按，每次1分钟，反复3次。刮肩髎、环跳、风门力度宜重。

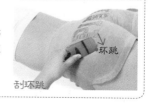

刮环跳

223

产后腹痛

产后女性多有气血不足的病理基础，容易感受邪气，所以在治疗的时候，首先考虑要增强机体的正气，补益肾精，故宜选用肾俞、腰阳关、天枢等以补足正气。

步骤一

取穴

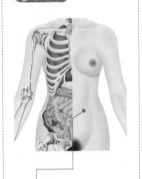

天枢

在腹部，横平脐中，前正中线旁开2寸。

操作

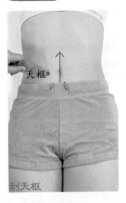

刮天枢

刮拭天枢时，可利用刮痧板的厚缘进行操作，用力宜轻。

步骤二

取穴

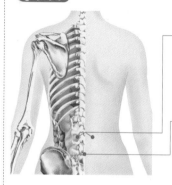

肾俞
在腰部，第2腰椎棘突下，后正中线旁开1.5寸。

腰阳关
在腰部，在后正中线上，第4腰椎棘突下凹陷中。

操作

按照由上至下的方向刮肾俞、腰阳关，对疼痛穴位着重刮拭，直到皮肤发红为止。

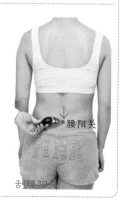

腰阳关

刮刮腰阳关

产后血晕

水沟、百会可醒神开窍，而足三里可以补益脾胃，昆仑是足太阳膀胱经的原穴，可激发人体阳气。刮拭手三里至中冲可以疏通经络，提高产妇的抗病能力。

方法一

取穴

足三里
在小腿外侧，犊鼻下3寸，犊鼻与解溪连线上。

昆仑
在踝区，外踝尖与脚腕后的大筋（跟腱）之间的凹陷中。

操作

足三里至昆仑用常规刮痧法操作即可，并可配合足三里点按或按摩。

刮足三里至昆仑

方法二

取穴

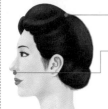

百会
在头部，前发际正中直上5寸。

水沟
在面部，人中沟的上1/3与中2/3交界处。

手三里
在前臂背面桡侧，阳溪与曲池连线上，肘横纹下2寸。

中冲
在手中指末端尖端中央。

操作

在对水沟、百会进行刮拭时，用力宜轻。然后刮拭手三里至中冲，用力也不宜太重。

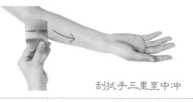

刮拭手三里至中冲

产后尿失禁

用补法刮拭肺俞、肾俞、膀胱俞等，可使肺肾得补。刮拭足三里、三阴交、太溪等，可增强产妇体质。

方法一

取穴

三阴交
在小腿内侧，内踝尖上3寸，胫骨内侧缘后际。

太溪
在踝区，内踝尖与跟腱之间的凹陷中。

足三里
在小腿外侧，犊鼻下3寸，犊鼻与解溪连线上。

操作

三阴交、足三里用刮痧板的角端进行点按即可。刮拭太溪应该顺着足少阴肾经的方向。

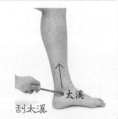

太溪

刮太溪

方法二

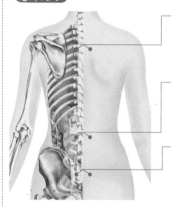

肺俞

在背部脊柱区，第3胸椎棘突下，后正中线旁开1.5寸。

肾俞

在腰部，第2腰椎棘突下，后正中线旁开1.5寸。

膀胱俞

腰在骶部，横平第2骶后孔，骶正中嵴旁开1.5寸。

操作

顺着足太阳膀胱经的循行刮拭肺俞至肾俞，以皮肤变成紫红或出现痧痕为度。然后刮拭膀胱俞，要由下至上进行操作，用刮痧板的厚缘，用力不宜太重。

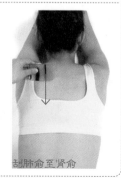

刮肺俞至肾俞

产后发热

合谷为解表泻热之要穴，风池有较强的疏风清热之效；风门能宣肺清热；鱼际为手太阴之荥穴，可清利咽喉。脾俞、胃俞可补益脾胃。

步骤一

取穴

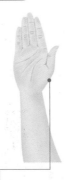

鱼际

手拇指本节（第1掌指关节）后凹陷处，约在第1掌骨中点桡侧，赤白肉际处。

操作

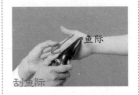

鱼际

刮鱼际

刮拭鱼际的时候应该逆着手太阴肺经的循行操作，力度不宜过大。

230

步骤二

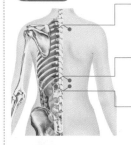

风门

在背部脊柱区，第2胸椎棘突下，后正中线旁开1.5寸。

脾俞

在背部脊柱区，第11胸椎棘突下，后正中线旁开1.5寸。

胃俞

在背部脊柱区，第12胸椎棘突下，后正中线旁开1.5寸。

风池

在颈后区枕骨之下，胸锁乳突肌上端与斜方肌上端之间的凹陷中。

合谷

在手背，第1、2掌骨间，第2掌骨桡侧的中点处。

操作

刮合谷、风池、风门可用刮痧板的角端点按。脾俞至胃俞按常规的方法刮拭即可。

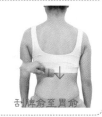

刮脾俞至胃俞

231

从补肾调精、疏肝解郁的思路出发，肾俞、关元为温补肾精的穴位，心俞、肾俞能调理情志，再加上三阴交能补益肝脾肾三脏，可较好地改善阳痿症状。

步骤一

取穴

心俞

在背部脊柱区，第5胸椎棘突下，后正中线旁开1.5寸。

肾俞

在腰部，第2腰椎棘突下，后正中线旁开1.5寸。

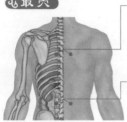

操作

刮拭心俞至肾俞，直到皮肤发红为止。

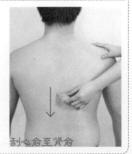

刮心俞至肾俞

取穴

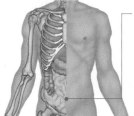

关元

在下腹部，前正中线上，在脐中下 3 寸。

三阴交

在小腿内侧，内踝尖上3寸，胫骨内侧缘后际。

操作

刮拭关元、三阴交，直到皮肤发红为止，三阴交平时亦可经常按摩。

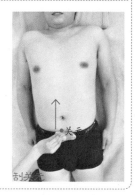

关元

刮关元

遗 精

神门、肾俞能交通心肾，增强其对肾精的约束能力，改善遗精。关元可以扶正补虚，三阴交可调肝补肾，内关、神门两穴相配，可以调节心气。

步骤一

取穴

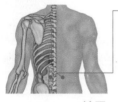

肾俞
在腰部，第2腰椎棘突下，后正中线旁开1.5寸。

关元
在下腹部，前正中线上，在脐中下3寸。

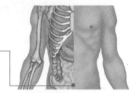

操作

对肾俞、关元进行刮拭，直到皮肤发红为止。

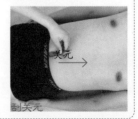

刮关元

234

取穴

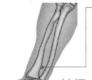

内关

在前臂掌侧，曲泽与大陵的连线上，腕掌侧远端横纹上2寸，掌长肌腱与桡侧腕屈肌腱之间。

神门

在腕前区，腕掌侧远端横纹尺侧端，尺侧腕屈肌腱的桡侧缘。

三阴交

在小腿内侧，内踝尖上3寸，胫骨内侧缘后际。

操作

对内关、神门、三阴交进行刮拭，直到皮肤发红为止。

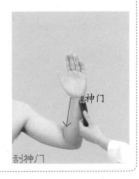

刮神门

慢性前列腺炎

肾俞、关元、膀胱俞、中极皆符合前后相配的配穴原则，有补益肾精，帮助膀胱气化的能力。三阴交配合地机，有补益肝、脾、肾三脏的作用。

步骤一

取穴

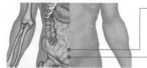

关元
在下腹部，前正中线上，在脐中下3寸。

中极
在下腹部，前正中线上，在脐中下4寸。

地机
在小腿内侧，阴陵泉下3寸，胫骨内侧缘后际。

操作

对中极、关元、地机进行刮拭，直到皮肤发红为止。

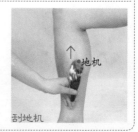

刮地机

步骤二

取穴

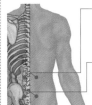

肾俞

在腰部，第2腰椎棘突下，后正中线旁开1.5寸。

膀胱俞

在骶部，横平第2骶后孔，骶正中嵴旁开1.5寸。

三阴交

在小腿内侧，内踝尖上3寸，胫骨内侧缘后际。

操作

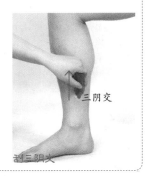

对肾俞、膀胱俞、三阴交进行刮拭，直到皮肤发红为止。

三阴交

刮三阴交

早泄

内关、膻中调理气机，以解胸部气机；太冲清泻肝火，关元培补肾气以司固摄精液；太溪、三阴交滋补肾阳以填精固本。

步骤一

取穴

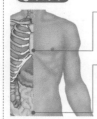

膻中
在胸部，前正中线上，平第4肋间，两乳头连线的中点。

关元
在下腹部，前正中线上，在脐中下3寸。

内关

在前臂掌侧，曲泽与大陵的连线上，腕掌侧远端横纹上2寸，掌长肌腱与桡侧腕屈肌腱之间。

操作

先刮胸腹部的膻中、关元，再刮前臂的内关。

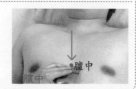

膻中

取穴

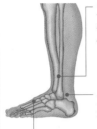

三阴交

在小腿内侧，内踝尖上3寸，胫骨内侧缘后际。

太溪

在踝区，内踝尖与跟腱之间的凹陷中。

太冲

在足背，第1、2跖骨之间，跖骨底结合部前方凹陷处，在拇长伸肌腱外缘处。

操作

先刮拭下肢的三阴交。刮太溪、太冲时，按照由太溪至太冲的方向进行操作。

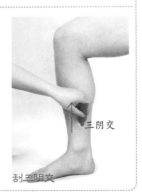

三阴交

刮三阴交

前列腺增生

中极为膀胱募穴，气海可生发阳气，结合背俞和膀胱俞有助于调节气机，而肾俞可向膀胱经运送寒湿水气，从而益肾助阳。

步骤一

取穴

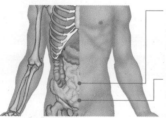

气海
在下腹部，前正中线上，在脐中下1.5寸。

中极
在下腹部，前正中线上，在脐中下4寸。

操作

先对中极至气海进行刮拭，顺着任脉的循行从下向上进行，用力宜轻，实行补法，以皮肤变成紫红色或出现痧痕为度。

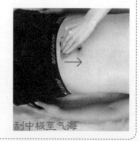

刮中极至气海

240

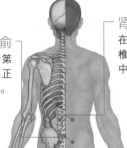

步骤二

取穴

肾俞

在腰部，第2腰椎棘突下，后正中线旁开1.5寸。

膀胱俞

在骶部，横平第2骶后孔，骶正中嵴旁开1.5寸。

操作

在刮拭肾俞至膀胱俞时，用力宜轻柔，属平补平泻的方法。

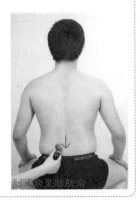

刮肾俞至膀胱俞

不育症

选用肾俞、命门可以增强肾精的功能，配合腰阳关、三阴交，可滋补肾阳以填精固本。

方法

取穴

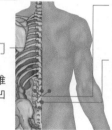

命门

在腰部，第2腰椎棘突下凹陷中。

肾俞

在腰部，第2腰椎棘突下，后正中线旁开1.5寸。

腰阳关

在腰部，在后正中线上，第4腰椎棘突下凹陷中。

三阴交

在小腿内侧，内踝尖上3寸，胫骨内侧缘后际。

操作

刮腰阳关至命门，亦可结合命门和肾俞、腰阳关和三阴交，两组交替刮拭，隔天1次。

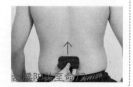

手太阴肺经

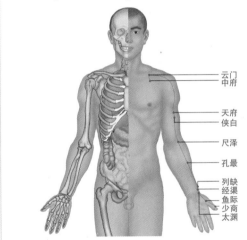

云门
中府

天府
侠白

尺泽

孔最

列缺
经渠
鱼际
少商
太渊

适用病症

本经腧穴主治咳、喘、咽喉痛等肺系疾病及本经脉循行路线上的其他病症，如上肢麻木酸痛、胸闷、掌心发热等。

手少阴心经

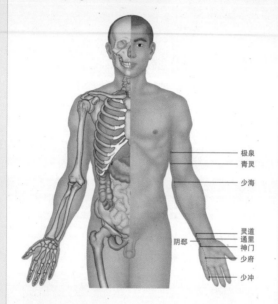

极泉
青灵
少海

灵道
通里
阴郄
神门
少府
少冲

适用病症

本经腧穴主治心、胸、神经系统、循环系统病症以及经脉循行所经过部位的病症，如心痛、心悸、失眠、咽干、口渴及上肢内侧后缘疼痛等。

手阳明大肠经

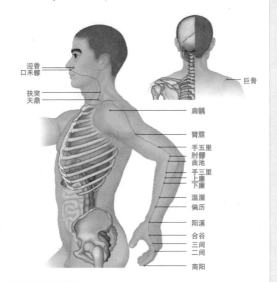

迎香
口禾髎
扶突
天鼎
肩髃
巨骨
臂臑
手五里
肘髎
曲池
手三里
上廉
下廉
温溜
偏历
阳溪
合谷
三间
二间
商阳

适用病症

　　本经腧穴可主治眼、耳、口、牙、鼻、咽喉等器官病症，胃肠等腹部疾病、热病和本经脉循行所经过部位的病症，如腹痛、肠鸣、泄泻、便秘、头痛、牙痛、咽喉肿痛、鼻炎、上肢屈侧外缘肿痛或寒冷麻木等。

手太阳小肠经

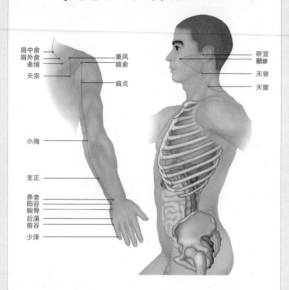

肩中俞
肩外俞
曲垣
天宗
秉风
臑俞
肩贞
听宫
颧髎
天容
天窗
小海
支正
养老
阳谷
腕骨
后溪
前谷
少泽

适用病症

　　本经穴位主治头项、五官病症、热病、神志疾患及本经循行部位的病变，如小腹疼痛、腰背痛、耳聋、目黄、咽喉肿痛、癫狂及肩臂外侧后缘疼痛等。

手厥阴心包经

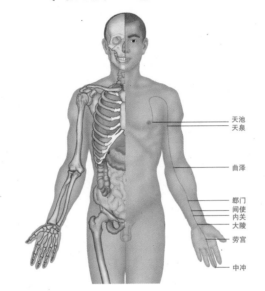

天池
天泉

曲泽

郄门
间使
内关
大陵
劳宫

中冲

适用病症

　　本经腧穴主治心、胸、胃、神志病及经脉循行部位的其他病症，如心痛、胸闷、心跳过速、心烦、癫狂、精神分裂症、腋窝淋巴结肿大、肘臂挛痛、掌心发热等。

手少阳三焦经

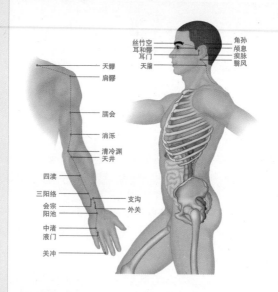

丝竹空
耳和髎
耳门
天髎

角孙
颅息
瘈脉
翳风

天髎
肩髎

臑会

消泺

清冷渊
天井

四渎

三阳络
会宗
阳池
中渚
液门
关冲

支沟
外关

　　本经腧穴主治热病、头面五官病症和本经经脉
循行所过部位的病症，如头痛、耳聋、耳鸣、目赤
肿痛、颊肿、水肿、小便不利、遗尿以及肩臂外侧
疼痛等。

足阳明胃经

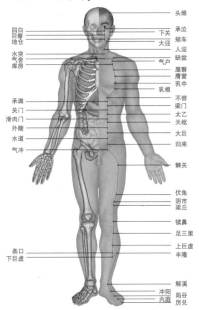

四白
巨髎
地仓
水突
气舍
库房

承满
关门
滑肉门
外陵
水道
气冲

条口
下巨虚

头维
承泣
下关
颊车
大迎
人迎
缺盆
气户
屋翳
膺窗
乳中
乳根
不容
梁门
太乙
天枢
大巨
归来

髀关

伏兔
阴市
梁丘
犊鼻
足三里
上巨虚
丰隆

解溪
冲阳
陷谷
内庭
厉兑

适用病症

　　主治胃肠等消化系统及神经系统、呼吸系统、循环系统和经脉循行路线所经过部位的病症，如胃痛、胸部及下肢疼痛、腹胀、中风偏瘫后遗症、热病等。

足太阴脾经

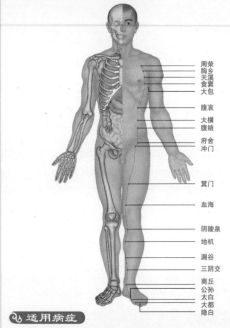

周荣
胸乡
天溪
食窦
大包

腹哀
大横
腹结
府舍
冲门

箕门

血海

阴陵泉
地机
漏谷
三阴交
商丘
公孙
太白
大都
隐白

适用病症

　　主治脾、胃等消化系统病症及经脉循行路线上的其他病症，如胃痛、恶心呕吐、打嗝、腹泻、黄疸、舌根强痛及膝关节、大腿内侧肿胀、冷痛等。

足少阳胆经

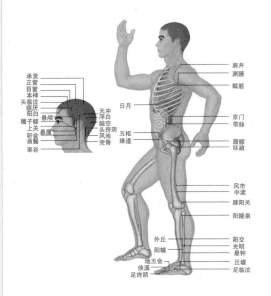

承灵　灵枢
正营　　
目窗　本神
头临泣　阳白
　　　　颔厌
瞳子髎　悬颅
上关　　悬厘
听会　　曲鬓
率谷

冲阳空阴
天浮脑窍阴
池头　风池
完骨

肩井
渊腋
辄筋

日月

京门
带脉

居髎
环跳

风市
中渎

膝阳关
阳陵泉

外丘

阳交
光明
悬钟
丘墟
足临泣

阳辅

地五会
侠溪
足窍阴

　　主治肝胆病症、头面五官病症、神志病、热病以及本经经脉循行路线所经过部位的病症，如头痛、目眩、烦躁易怒、胁肋部疼痛、口苦、失眠、神经衰弱等。

251

足太阳膀胱经

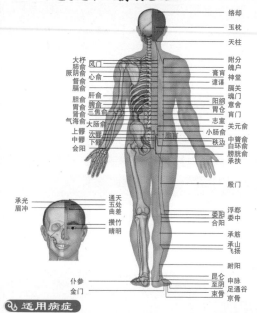

络却
玉枕
天柱
附分
魄户
膏肓
神堂
譩譆
膈关
魂门
阳纲
意舍
胃仓
肓门
志室
关元俞
小肠俞
胞肓
膀胱俞
中膂俞
秩边
白环俞
承扶

大杼
肺俞
厥阴俞
督俞
膈俞
风门
心俞
肝俞
脾俞
三焦俞
胆俞
胃俞
肾俞
气海俞
大肠俞
上髎
中髎
会阳
次髎
下髎

殷门

承光
眉冲
天柱
通天
五处
曲差
攒竹
睛明

浮郄
委中
委阳
合阳
承筋
承山
飞扬
跗阳

仆参
金门
昆仑
申脉
至阴
足通谷
束骨
京骨

适用病症

本经腧穴主治头项、眼、背、腰、下肢部病症以及与其相关的脏腑病症和神志病症，如癫痫、头痛、目疾、鼻病、遗尿、小便不利及下肢后侧部位的疼痛等。

252

足少阴肾经

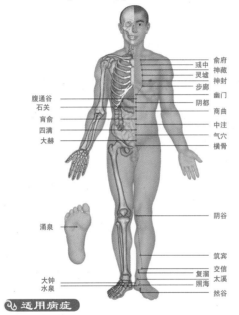

俞府
神藏
神封
幽门
商曲
中注
气穴
横骨

彧中
灵墟
步廊
阴都

腹通谷
石关
肓俞
四满
大赫

涌泉

阴谷

筑宾
交信
复溜
太溪
照海
然谷

大钟
水泉

主治泌尿生殖系统疾病，还可治疗精神神经系统、呼吸系统、消化系统、循环系统等病症和本经循行线路所过部位的病症。如月经不调、水肿、遗精、阳痿、哮喘、泄泻及下肢疼痛麻木等。

足厥阴肝经

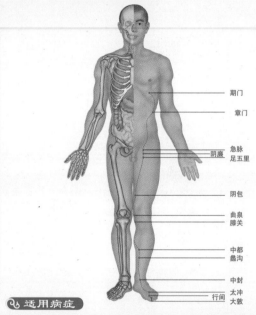

期门
章门
急脉
阴廉　足五里
阴包
曲泉
膝关
中都
蠡沟
中封　太冲
行间　大敦

适用病症

　　主治泌尿生殖系统病症、神经系统病症、肝胆病症、眼病及本经脉所经过部位之病症，如胸满、呕逆、腰痛、疝气、遗尿、小便不利、月经不调、子宫出血、性功能减退、失眠、视力减退等。

督脉

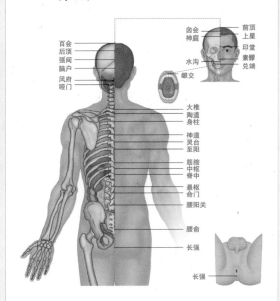

前顶
上星
印堂
素髎
兑端

囟会
神庭

水沟
龈交

百会
后顶
强间
脑户
风府
哑门

大椎
陶道
身柱

神道
灵台
至阳

筋缩
中枢
脊中

悬枢
命门
腰阳关

腰俞

长强

长强

适用病症

　　本经腧穴主治腰骶、背部、头项、局部病症及相应的内脏疾病、神志病、热病，如失眠、腰肌劳损等。

任脉

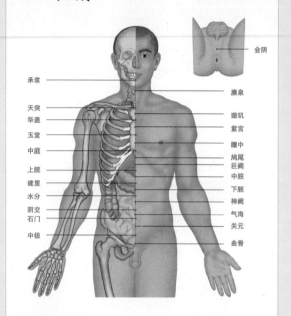

会阴

承浆
廉泉
天突
璇玑
华盖
紫宫
玉堂
膻中
中庭
鸠尾
巨阙
上脘
中脘
建里
下脘
水分
神阙
阴交
气海
石门
关元
中极
曲骨

适用病症

　　本经腧穴主治腹部、胸部、颈部、头面的局部及相应的内脏器官病症，部分腧穴可治疗生殖系统疾病，少数腧穴可治疗神志病等。